新版

タカコ・ナカムラの

ホールフード
Whole Foodでいこう

自然食通信社

「私は料理することが三度の飯より好き」と、わけのわからないことを言うほど、
料理をすることが大好き。
なぜ、こんなに料理が好きなんだろうか？ と考えてみた。
それは、私の料理を食べてくれた人が
「おいしい！」
と、だれもが笑顔になってくれるからだと思う。

健康にいいからとか、アンチエイジング効果がある、骨粗鬆症の予防になる…といった
食事の効果をやたらと求めたくなる昨今。
でも、食べることこそ、どんな人でも、言葉が違っても、国や年齢も超えて、
だれもが感動できる共通の言語だと思う。

おいしいものを食べると、悲しいときだって、猛烈に腹がたっているときだって
「ちきしょ～、でも、旨い！」と不思議と怒りがおさまる。
楽しいときの料理は、もっと楽しい気持に舞い上がらせてくれる。

「食べることは生きること」という言葉を残し旅立った、私の大切な生徒がいた。
そうだ、食べることはいのちをつなげることでもある。

たかが食べものではない。
食べることはカラダをつくるだけではなく、
人と人を結びつけ、ココロもつくり、
いのちをつなぐ。

しかし、なんといっても料理をつくることは理屈ぬきで楽しい。
『ホールフードでいこう』を読み終えたとき、
おなか、減りますよ。
そしてなにより、料理をつくりたくなりますよ。

新版『タカコ・ナカムラのホールフード《Whole Food》でいこう』◆目次

カバー／本文デザイン・橘川幹子
Ｐｈｏｔｏ・青地あい
Ｐｈｏｔｏ・(p.45, 52, 53, 80, 97, 101, 149, 157)
タカコ・ナカムラ　ホールフードスクール提供

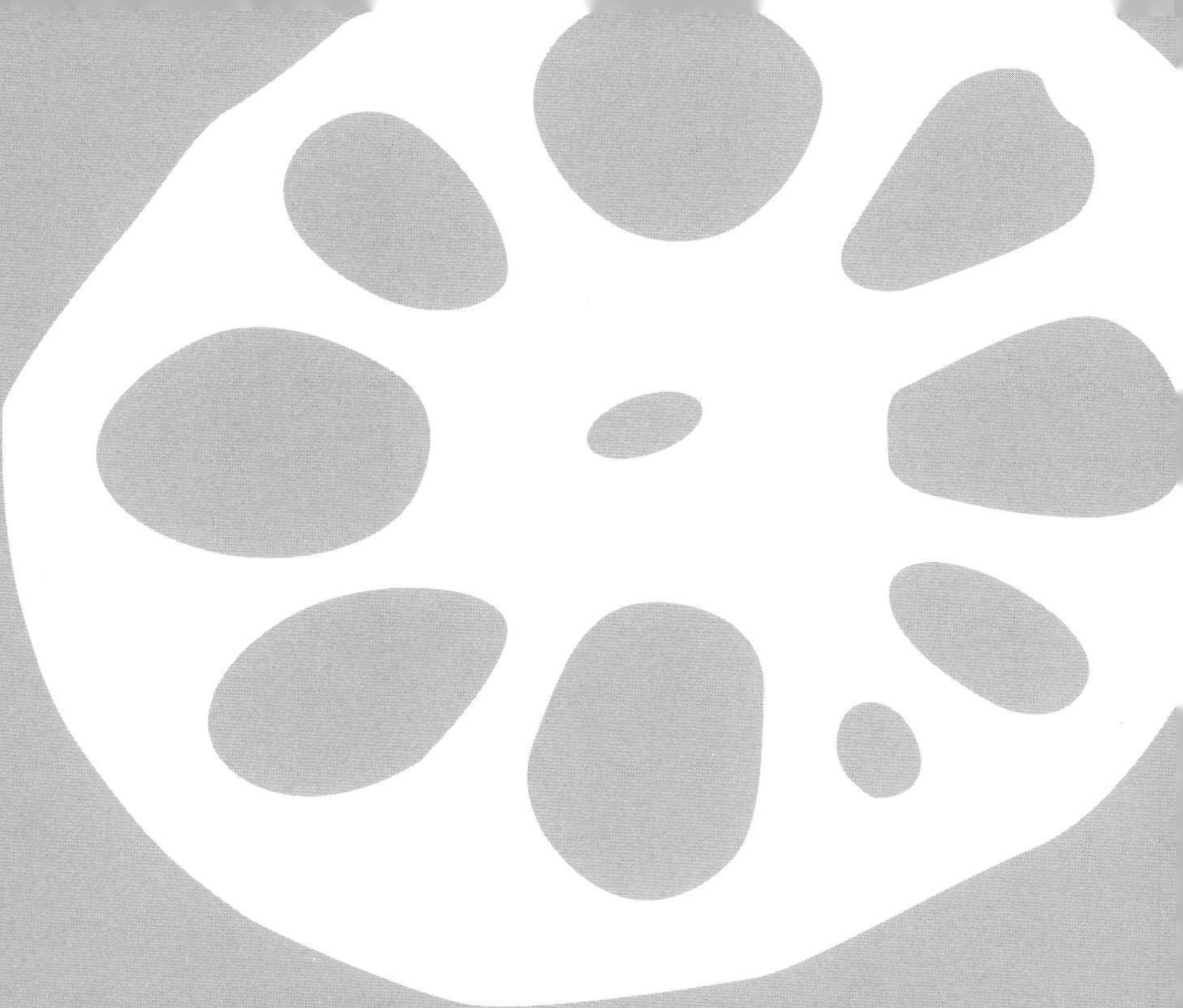

chapter.1

ホールフードの
チカラ

魅惑のベジブロス

野菜くずをスープに

「ベジブロス」とは、野菜の皮や切れ端でつくるスープストックのこと。ホールフード・クッキングのベースとして、30年近くもつくり続けている。

つくり方は簡単。野菜の皮や根っこ、切れ端を集めておき、鍋に入れて水を加え、弱火でことこと30分ぐらい煮出すだけ。ザルでこすと、おいしいベジタブル・ブロス＝出汁（だし）のできあがり。できたてのベジブロスに、ひとつまみの塩、または1、2滴の醤油を入れるだけで、そのまま滋養豊富なスープになるからうれしい。野菜をまるごと生かす、エコクッキングでもある。

そのベジブロスとの出会いは、１９８６年頃のことだった。

割烹料理店の娘として生まれ、マクロビオティックを学びはじめていた私は、割烹料理の手法と、マクロ

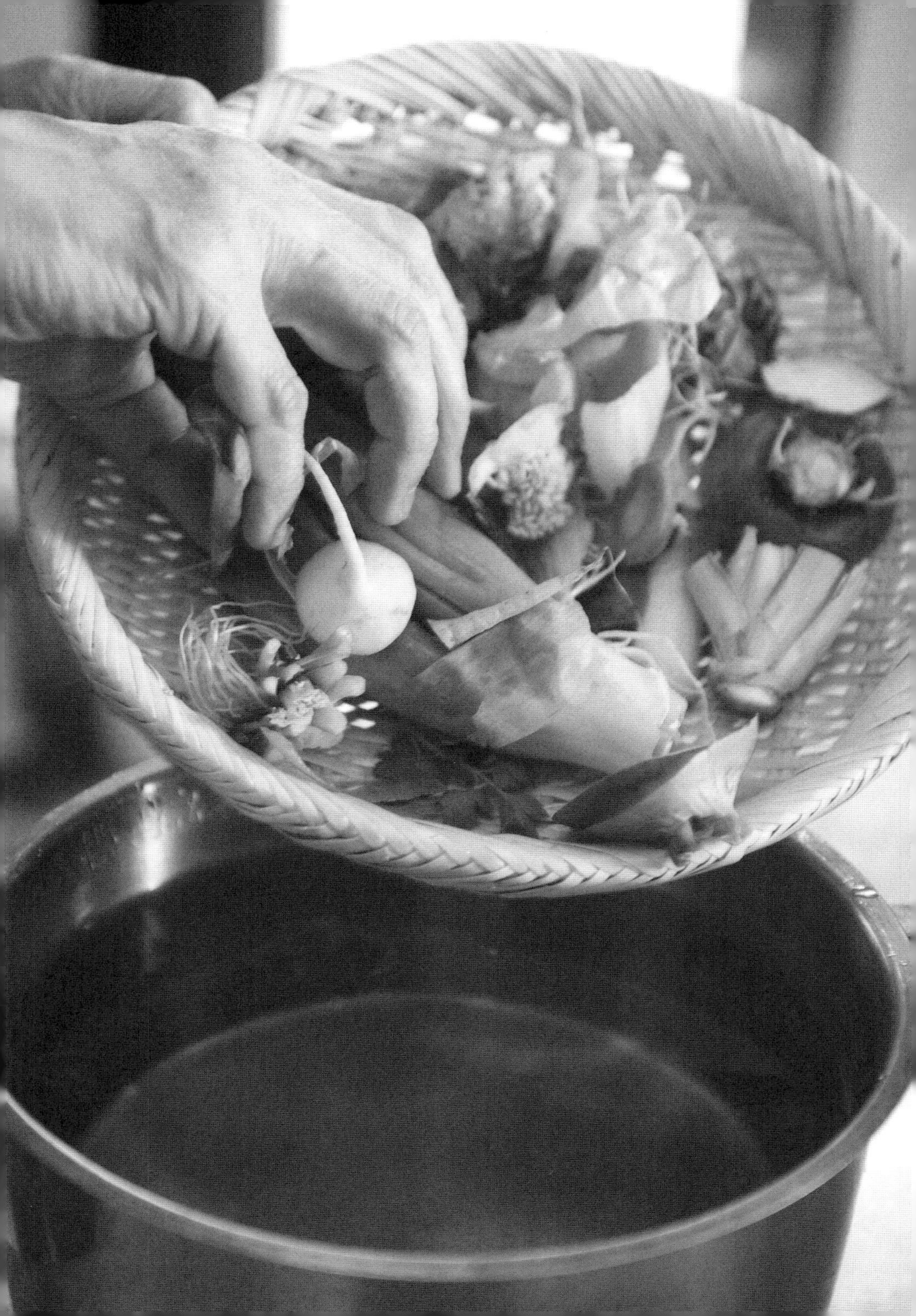

ビオティックの陰陽クッキングがごちゃごちゃになって、正直、混乱していた。

そのころよく読んでいた『週刊文春』に、丸元淑生先生（私は、今でも、尊敬する人は、○○先生とリスペクトしてこう呼びます）がコラムを連載されていた。というか、丸元先生のコラムが読みたくて、この雑誌を買っていた。栄養学についての豊富な知識をもっておられた丸元先生は、ご自分で料理をつくりながら、何冊もの料理書や食生活、環境、農業についての著書を残されている。

雑誌のコラムでは、欧米の最新の栄養学や医学的な裏付けをもとにしながら、何を食べたらいいのか、どう料理すべきかを書かれていた。マクロビオティックを学びながらも、どこか半信半疑だった私は、いつのまにか丸元ワールドに引きこまれていった。

あるとき、コラムに「野菜クズはミネラルの宝庫、捨てずに野菜だけのストックをとり、これをベースに季節の野菜スープを」と書かれていたのにひかれ、さっそく、野菜の皮や根っこをまるごと鍋に入れて煮出してみた。カルシウム、鉄分、亜鉛などのミネラルは、からだにとって必要量はほんのわずかでも、なくてはならない栄養素。野菜のブロスは、野菜にふくまれているミネラルを、むだなく生かすことができるのだ。

私はそのとき、もうひとつピンときた。丸元先生は書いてはおられないが、野菜のブロスは、〝フィトケミカル〟もむだなく摂取できる、黄金のスープではないのかと。

フィトケミカルというのは、フィト（phyto ギリシア語で「植物」という意味）に含まれる天然の化学物質のこと。病気予防に効果がある抗酸化物質として、1980年代頃から注目されはじめた。そして今では、たんぱく質、脂質、炭水化物、ビタミン、ミネラル、食物繊維の6つにプラスして、第7の栄養素とも呼ばれている。

野菜のブロスはおいしいし、ミネラルとフィトケミカルもとることができる。すごいなあと思いつつも、いまひとつ自信がないままつくり続けていた。

ベジブロスと呼ぼう

野菜の皮や根っこ、へたや切れ端など、今まで捨てていた部分で、野菜のブロスをとっていると、いろんな発見があった。また、素材の安全性だけでなく、おいしいブロスをとるコツのようなものもわかってきた。使う野菜の種類は多いほうが、それぞれのうま味や香りが相乗作用を生み、野菜の切れ端とは思えない絶品のスープストックに仕上がる。そして2回と同じ味になることはない。野菜の種類や質、煮出し方などによって味が微妙に違ってくることも楽しみのひとつとなってきた。

何度も繰り返しつくりながら、よりおいしいブロスをつくるための、タカコオリジナルの情報を加算していき、いつごろからか、私はこれを「ベジブロス」と呼ぶようになった。でも…、料理の世界ではだれもやっていないし、本当にこれでいいのだろうか？　と、どこかに不安もあった。

ベジブロスとの出会いからちょうど20年、私のベジブロスをはじめて評価してくださったのは、「生ごみ先生」こと、佐世保市の吉田俊道さんだ。NPO法人「大地といのちの会」を主宰する吉田さんは、長崎県の農業改良普及員を経て有機農業にとりくみ、生ごみをリサイクルすることで、農薬のいらない元気な野菜づくりをしようと全国を走り回っておられる。

2007年に、俊道さんと共著で出版させていただいた『まるごといただきます』（西日本新聞社）でベジブロスに触れ、ベジブロスこそ、野菜の生長点をまるごと食べる、ベスト料理だと絶賛してくださったのだ。この後押しが大きなきっかけとなって、ベジブロスが私の料理の大きな柱となっていった。

私はそのとき、植物の「生長点」という言葉をはじめて耳にした。

俊道さんは、子どもたちといっしょに台所の生ごみから堆肥をつくり、学校菜園の野菜づくりに利用する活動を熱心に続けておられる。自分たちで育てた野菜を食べることで、子どもたちが元気になっていく姿を見た俊道さんは、これは何じゃろうか？　と、野菜のもつパワーそのものに注目されるようになった。そして野菜の皮やへたにはおそるべき力があり、新芽の出るところは野菜のエネルギーがもっとも高い生長点なので、「野菜の生長点を食べんばいかん」、「いちばん元気になってほしい人に、生長点を食べてほしい」と、力説されている。それだけではない。野菜を育て、その野菜を食べることで、からだと心を育くむ食育活動を全国で展開されているのだ。

俊道さんとの出会いは、ベジブロスが世に出る大きな足がかりとなった。そして、ベジブロスをとり終えた野菜の「出汁がら」ですら、「いのち」が残っているので、堆肥になることを教えられた。

こうしてベジブロスは確実に進化していった。

野菜のリトマス試験紙

何度もベジブロスをつくっているうちに、ベジブロスの材料は、どんな野菜でもいいわけではない。健康な土で栽培された野菜がベストだということに気づいた。だから、ベジブロスは野菜のリトマス試験紙のようなものだと、私は思う。

スクール以外での料理講座のときなど、ベジブロスをとる野菜をあらかじめ用意してもらうことがある。すると、苦い、えぐいベジブロスになることもあった。準備してくださった方には申し訳ないのだが…。そこで、「この野菜は、どこで買いましたか?」と聞くと、「普通のスーパーです」という答え。スクールの生徒さんたちからも、「家でベジブロスつくったら苦いんですよ〜〜。なぜでしょう」と、質問されることがよくある。

それはなぜかというと——。

現在、もっとも一般的な栽培方法——農薬や化学肥料を使って栽培された野菜の皮や根っこには、農薬が残っている心配がある。また、たとえ農薬や化学肥料が使われていなくても、土づくりのバランスに欠けた野菜を使うと、苦いベジブロスができる。だから、おいしいベジブロスをとるには、安全な野菜を使うことが第一の条件だと、ベジブロスをとりながら感じるようになった。こういうと、せっかくベジブロスに挑戦しようと思った人のハードルを、ぐぐっと上げてしまうことになるのかもしれないけれど。

ここで、質問。「有機野菜や無農薬野菜は、おいしくてからだにいいってわかってるけど、高いもんね〜、買えないもんね〜」と、あきらめている方はいませんか？

そうなんです、無農薬・無化学肥料の野菜はたしかに高い。その理由は、除草剤や農薬を使わないために、ていねいに草を取り、害虫をまめに駆除し、丹精こめて育てているからだ。でも、いくえにも手間ひまをかけながら、ちゃんと育てられた野菜なら、皮も根っこも捨てることなく、まるごと使うことができる。

私が長年使っているお米、富山県の「医王の舞」生産者の吉田稔さんは、野菜の選び方、おいしさを研究されている。顕微鏡で組織細胞を見た標本を見せてもらったところ、おいしい野菜、健康に育った野菜は、細胞が小さく、そろっている。細胞が小さいことで、火の通りも早いのだと、吉田さんは話してくださった。実際、料理をしてみると、たしかに、土づくりをちゃんとしている野菜は、どれも加熱がずっと早いということもわかった。

さらにまた、フィトケミカルやビタミン、ミネラルも残さずとることができるから、病気にかかりにくくなる。女性の方は、便秘もなく、お肌のトラブルも激減する。化粧品代、エステ代も不要。つまり、無農薬・無化学肥料の野菜は一見高いけれども、トータルすればコストパフォーマンスはとてもよいのだ。

もっと気軽にベジブロス

今までに、最高のベジブロスに出会ったのは、北九州市の内田産婦人科の助産師・内田美智子さん主催の料理講座のときだった。

内田産婦人科の病院食は、無農薬野菜を使った和食がベースで、産後ケアのことまで考えていることでも知られている。料理講座の前に、ベジブロスのための野菜をあらかじめストックしてもらうようにお願いした。集めてくださった、たまねぎ、セロリ、トマトなど、相当数の野菜の切れ端を使って煮出したら、何ともいえない奥行きのある、すばらしい味のベジブロスになった。そのとき、無農薬の野菜を使うことのはもちろんのこと、野菜の種類が豊富であることがおいしいベジブロスの絶対条件であると思った。

いっぽうでこんな経験もある。あるとき、無農薬だったが、大きなカリフラワーの茎を捨てるにはもったいないと思って使ったところ、ぞうきんのような、いやなにおいのベジブロスになってしまった。このことから、キャベツやカリフラワー、ブロッコリーなど、アブラナ科の野菜の仲間は、煮出すと硫黄《イオウ》成分が出ることがわかり、それからはベジブロスには大量には使わないようにしている。

「ベジブロスの野菜、スーパーの野菜でもいいですよね？　でないと、ハードル高過ぎて、だれもやんないですよ～」という声を聞くこともある。それでも私は、抵抗し続けている。違うんだよね～、そういうんじゃないのよね～ベジブロスは……と自らハードルを上げている。

いっぽう、別の意味では、ハードルを下げてもいる。

どういうことかというと、ひとり暮らしや、野菜の種類が少ないときには、出汁の出るものにちょっと助けてもらって、昆布、干し椎茸をちょっと足すとよいでしょう。いや逆にいうと、昆布出汁をとっているときに野菜の切れ端が出たら、ポイッと鍋に投入。もっと気軽に、毎日料理をしながらとってほしいのです。

料理は科学

丸元淑生先生のこと

私のホールフードの料理スタイルに、最も影響を与えたのは、ベジブロスのヒントをくださった丸元淑生先生だ。

ともすると料理は、愛情が最高の調味料といわれる。たしかに、それは大切なことだ。いっぽうで、料理は科学であると、料理の素人時代から私は信じていた。こんなことをいうと、理系姐さんのように思われるかもしれないが、私は全くの文系です。それでも私は、「料理は科学である」と思う。そしてこのことが、今の時代で、もっとも分析がおくれている分野なのではないかと思う。

丸元先生は理想的な食事を、「オプティマルな食事」と表現されている。オプティマルというのは、最善とか最適という意味だが、素材の栄養をそこなわない調理法、素材の組み合わせ方など、先生のレシピには、ちゃんとした裏付けがある。

たとえば、今もホールフード・クッキングの花形調理方法である「無水煮」だって、丸元先生は80年代後半にすでに実践されていた。そして、その裏付けもしっかりと述べられていた。私は、本を片手に、丸元先生のシステム料理をあれもこれもやってみた。どれもが素材の味を最高に生かす手法なのだ。

丸元さんの著書で、私がいちばん好きな本は『生命の鎖』（1992年　飛鳥新社）。そこには、安全な食べ物を食べるためには、農業や環境まで考えていかなければ、生命の鎖は切れてしまうと書かれている。まさに、ホールフード魂がとうとうと述べられている。私はこの本を何十回、読み直したことだろうか。

料理とは、おいしい食材を探し求めるだけではなく、その食材をつくってくれている生産者を支えていくこと。もっと言うと農業を守るには、土や水、自然を大切にしていかなければ、おいしいものは食べることはできない！　という、食にたいしての危機感のようなものを強く感じるようになった。

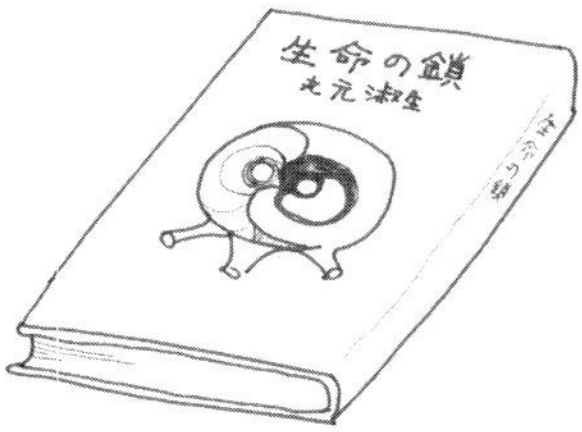

私は〝鍋フェチ〟

タカコスタイルのホールフード・クッキングを紹介したい。ほんの少し水を使って、野菜のおいしさと甘味を最大限に引き出す調理法「無水調理」も、〝ザ ホールフード料理〟だと思っている。

無水調理のきっかけは、都内の自然食店で働いていたころ、「吉岡鍋」に出会ったことだった。「吉岡鍋」というのは、無水調理ができ、それだけではなく鍋のフタで、炒め物ができる昭和のすぐれ物で、かつて母の娘時代には、嫁入り道具として人気があったそうだ。吉岡鍋を使うと、とにかく野菜の味がおいしくなることにおどろいた私は、大奮発して即買った。当時の値段でも1万数千円したから、私にとってはかなりの大冒険だった。

それからは吉岡鍋でパンを焼いたり、ときには、アウトドアでピッツアを焼いたりして、使うたびにその機能性のすばらしさを実感した。ぬれ新聞紙を鍋に敷いて、おいもを蒸し焼きするようなワイルドな料理方法をやってみたこともある。

じつは、私は〝鍋フェチ〟。そのはじめの1台が、この吉岡鍋だった。それまでは、結婚式の引き出物のホーロー鍋などを適当に使っていたのだが、鍋がかわると、料理の味まで変わるということに気づいてしまった。時同じくして、丸元先生の「システム料理」から、ステンレスの多層鍋にめざめた。

アメリカでは比較的安かったステンレス多層鍋は、日本では高価で、種類も少なく、とても私には買えるものではなかった。私はその後、何度かアメリカに行くたびに、鍋の個人輸入をしたいなあと思うほど、鍋に夢中になった。さまざまなステンレス鍋をとりよせ、リサーチするほどにまでなっていた。テキサス州でとても使いやすいステンレス多層鍋をみつけ、鍋屋になろうとまで思いつめたこともあった。

鍋フェチを続けていくと、しぜんに貧乏になっていった。いい鍋は高価だからだ。直径26センチ程度の片手鍋ですら、2万円以上は軽くして、若いころから、いい鍋はもっていても、ブランドバックは持っていない生活。でも、南部鉄瓶でいれたコーヒーはおいしいし、土鍋でつくるゴマ塩は天下一品だ。以前は敬遠していたアルミニウム製の鍋も、最近では使うようになった。なぜなら、熱伝導がよく、お湯をわかすと速いエコ鍋だからだ。鍋は、素材、調味料に続く、おいしい料理の要素なのです。

「低温スチーミング」という料理法

それからも思考錯誤を繰り返し、今のホールフード・スタイルの無水調理に行きついたのだった。無水調理は、やがて「ブレイズ」という少量の油を使った蒸し焼き料理へと続いていく。

私は、鍋の中でもっとも好きなのは、フライパンだ。しかも、フタ付きでなきゃダメなのだ。炒める調理法を英語でいうと、クイックステアフライ。アスパラガス、ズッキーニ、なす、きのこ類や魚介類まで、強火でちゃちゃっと炒める手法だ。

いっぽうのブレイズは、鍋に油を入れ、素材をおき、フタをして、素材のもつ水分で蒸し煮していく手法。こうすると素材の味がすばらしくよくなる。

無水調理や、ブレイズで調理すると、野菜の色がほんとに鮮やかになる。野菜を料理して、野菜の色がキレイに仕上がっているときは、栄養成分が逃げていなくて、ちゃんとビタミンが残っている証拠。だからおいしいのだと私は思っている。このルールは、後に低温スチーミングや50℃洗いへとつながっていく。

「低温スチーミング」の発案者・平山一政先生と出会ったとき、私はまたもやピンときた。

平山先生は、蒸気技術の専門家だ。料理に蒸気を使うことを提案するきっかけとなったのは、現代の子どもや若者たちの野菜嫌い、野菜離れだという。先生は、先進諸国のなかでも日本は、野菜の摂取量がとても低いことを知り、その解決策のひとつとして、90℃以下の蒸気を、素材に当てるように蒸すことで、野菜の味と栄養を最大限に引き出す、画期的な料理方法を考案された。

現代人の野菜不足、農産物の安全性や食料自給率の低下を考えるとき、まずは、食べる側の問題からスタートすべきだと、平山先生は話されている。全くそのとおりだと思う。

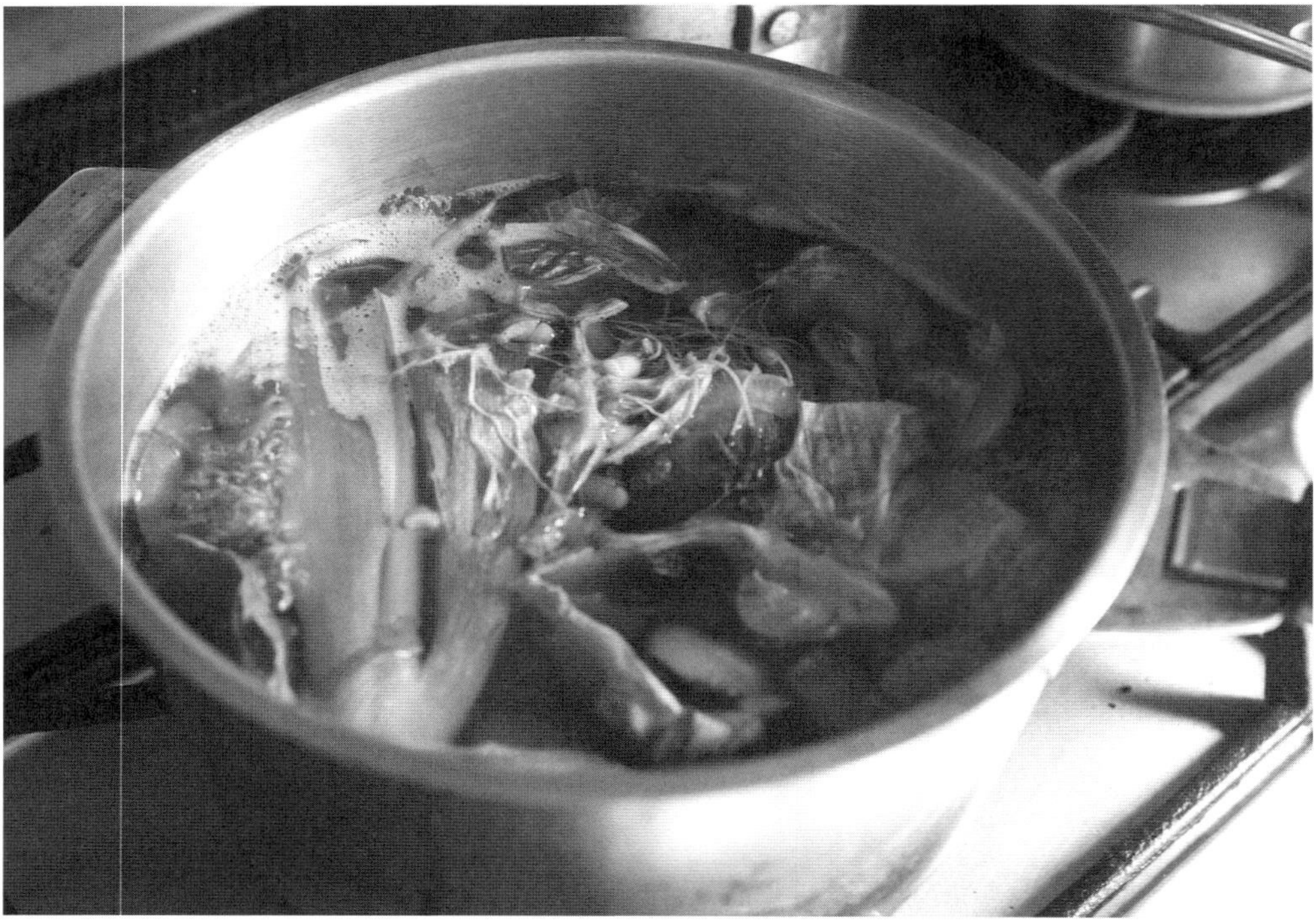

「コツ」には科学的裏付けがある

丸元先生と平山先生に刺激を受けた私は、料理は「勘」や「愛情」ではなく、「科学」であると思うようになった。

愛情は、料理をする人にとってはあたりまえのこと。「科学」というと、実験のように聞こえるかもしれないけど、おいしく料理をするには、「コツ」がある。そしてそのコツには、じつは科学的な裏付けがあることと、何となく昔からやってたから……という、あいまいなものとの両方がごちゃまぜになっていることがわかってきた。

コツの裏付けを知ることにより、素材の味を最大限に引き出し、よりおいしく料理できるのではないかと気づきはじめたのだ。

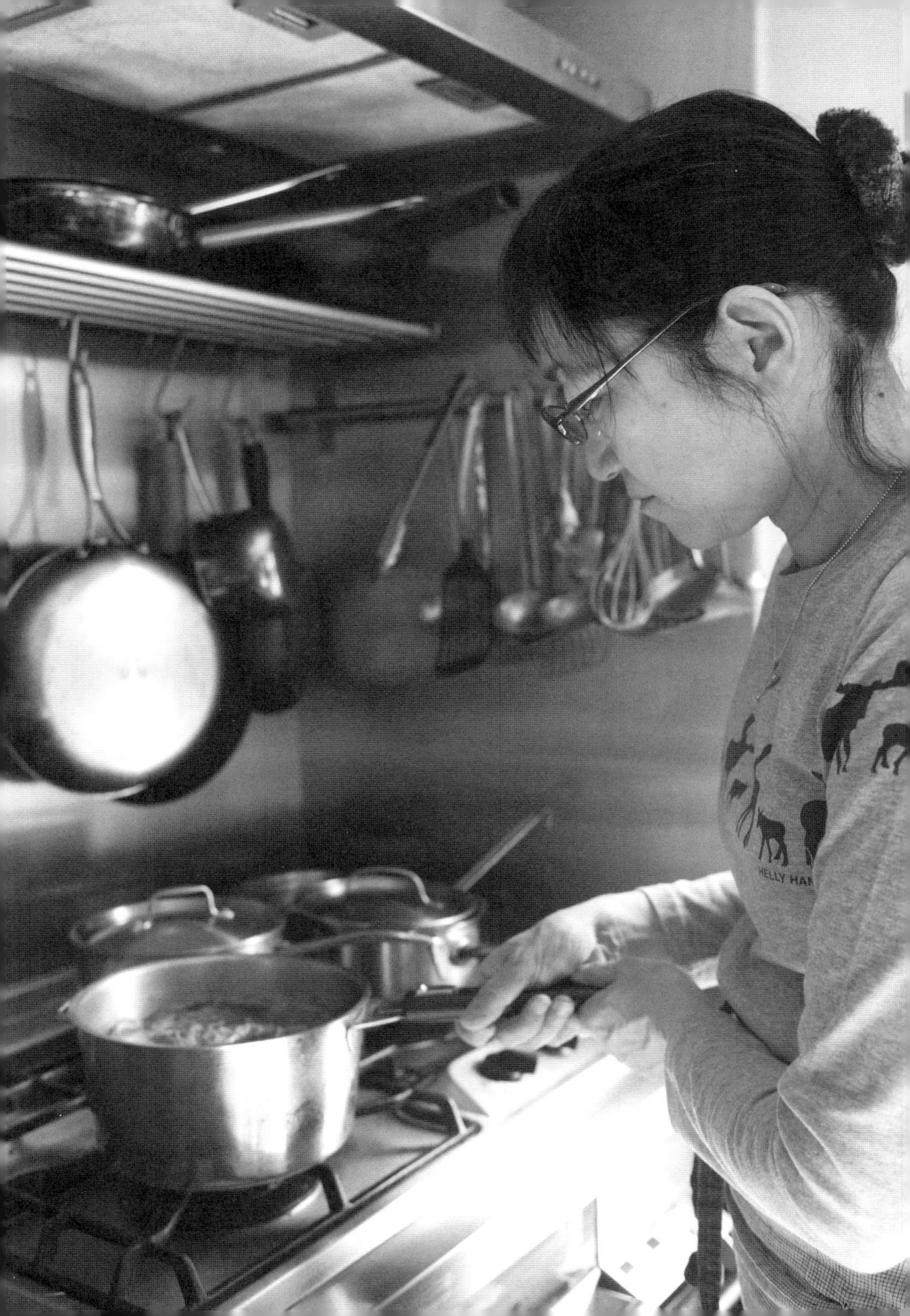

たとえば、出汁のとり方がそのよい例だ。

日本料理の世界では、昆布は沸騰直前で鍋からとりだし、その後にかつお節を入れて布でこす。その際、かつお節をけっしてしぼらないように……がルールだった。ところが10年ほど前に、福井県敦賀市の昆布の老舗・奥井海生堂の奥井隆さんから、昆布は低い温度で30分くらい煮出すほうがおいしい出汁がとれることを教えていただいた。奥井さんは、大学の実験室でアミノ酸の数値を分析されていた。

また、東京晴海のかつお節問屋・タイコウの稲葉泰三さんからは、「上質のかつお節は、煮出そうが、しぼろうが関係ない」と教えていただいた。泰三さんは、「昆布のうま味は80℃以上になると出ない」と言われている。

では、今までの出汁のとり方は何だったのだろうか。昔からずっと、何となくそうやっていたからという理由で続いている、調理法の慣習のようなことがたくさんあるのではないだろうか。

私は実家の割烹の板前さんに、「なぜ、こうやるの?どうしてこうやってやんなきゃだめなの?」としょっちゅう質問をしていた。でもその答えは、「たーちゃん、よ~質問するねえ。料理は理屈じゃなく、ずっとこうやってやってきたんよ」と、けむたがられることがよくあった。

それから私は、自分で考えたことを実際にやってみながら、疑問に思っていた「なぜ」をひとつずつ消していった。その中から生まれたものが、今の「ホールフード・クッキング」にほかならない。

タカコ流ホールフードのすすめ

おいしい朝食

朝ごはんは1日のスタートとなる。朝ごはんをおいしく食べたかどうかは、その日の体調のバロメーター。言いかえると、「おいしい朝ごはん」を食べることができる、ライフスタイルが大切なのです。夜おそく食事をしたり、夜ふかしをすると、朝ごはんは食べたくない。朝食抜きの子どもたちは、肥満が多く、イジメや非行率が高いというデータすらある。

さらにいうと「朝ごはん」の質が重要なのだ。菓子パンと清涼飲料水のような朝ごはんなら、食べないほうがまし。

私は、食べ過ぎ、飲み過ぎの翌朝は、野菜ジュースで行ってきます〜〜！

空腹のすすめ

お昼休みになったら、必ずランチを食べる。午後のおやつを食べて空腹感はないのに、いつもの時間に夕食。というように、おなかがすかないのに、時間になると食事をとる習慣のある人が多い。

でも私は、空腹を感じるまでは食べないほうがよいと考えている。なぜ、おなかが減らないのか？　食べ過ぎたから？　消化できてないから？　いや、ゴロゴロと何もしないで過ごしているだけ、一日中パソコンに向かっているだけでは、おなかはすきませんね。運動しておなかがすいてから食べること。

空腹な状態でないと、「免疫のスイッチ」は入らないと言われます。空腹でなければ、クリエイティブな発想はうかばないと思うのです。

飽食の時代、「食べ過ぎ」こそが万病のもと！

勝ち越しの食事

私は「勝ち越しの食事」を提案している。かつて輪島ファンだった相撲好きの私が、1日3食を勝敗で考

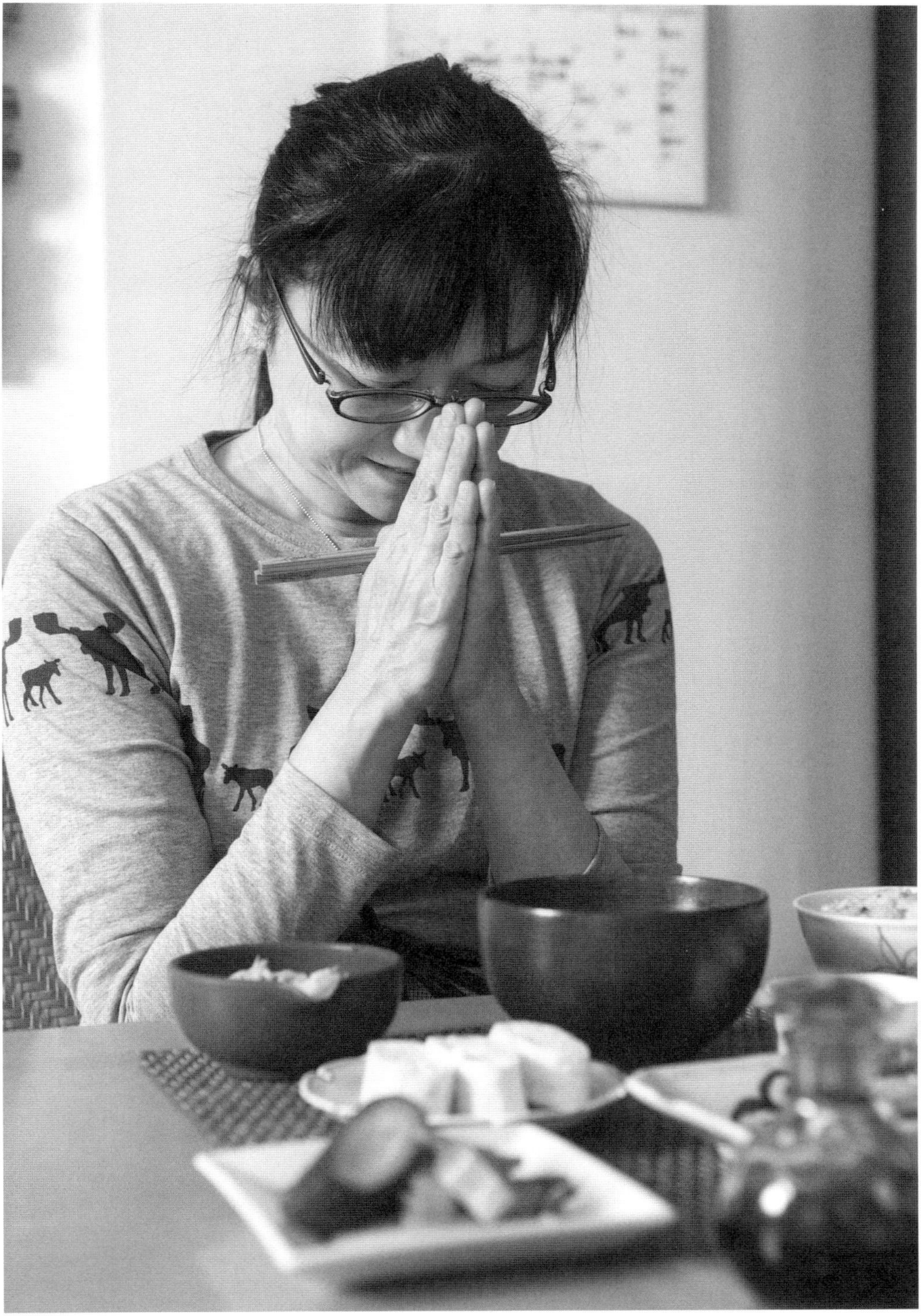

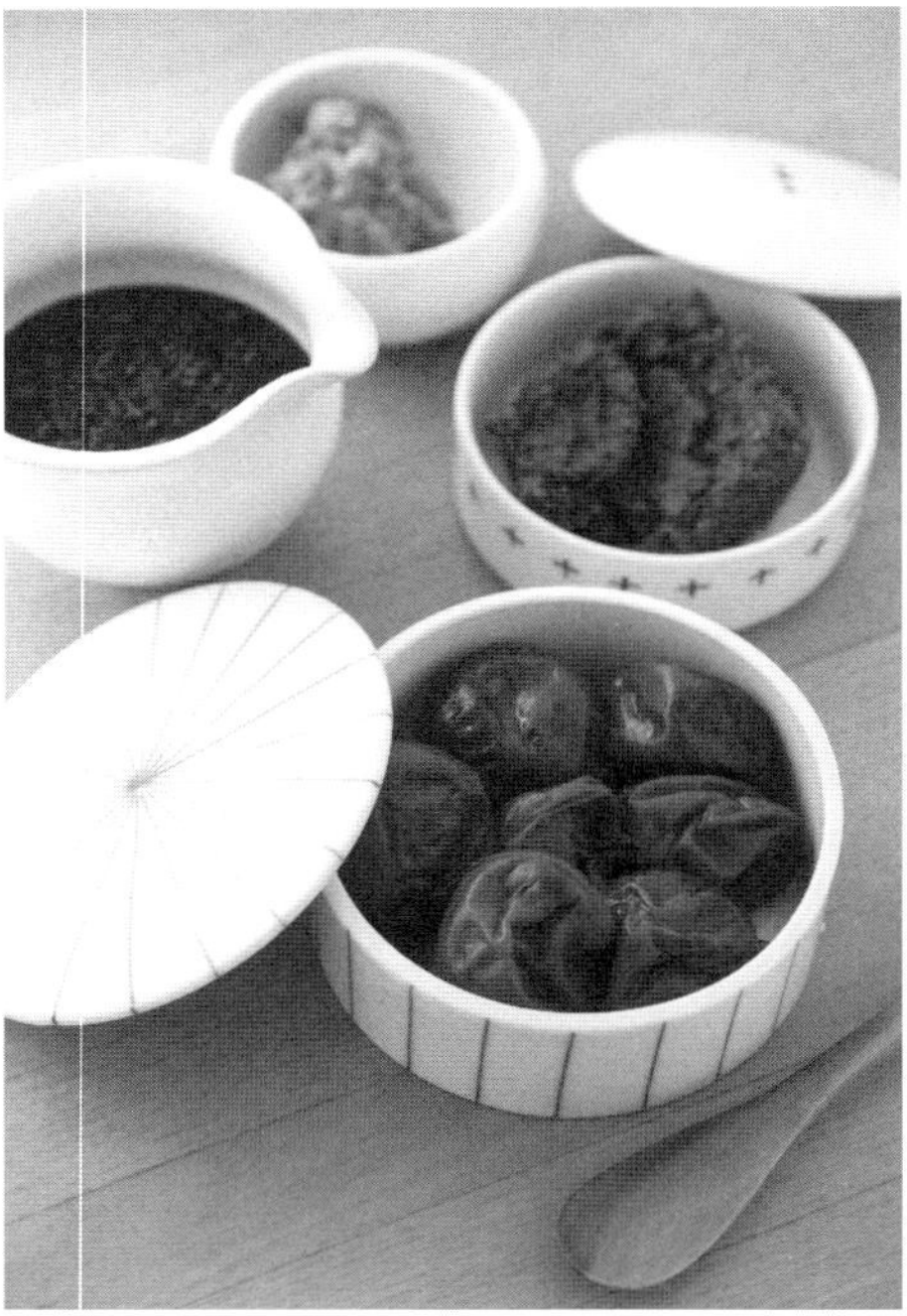

えてみた。つまり、朝抜き、昼は弁当持参、夜はちゃんと野菜中心に食べる。これは2勝1敗。ところが、朝抜き、昼はおそば、夜はコンビニ弁当とくると、1勝2敗。負け越しになる。

1日単位から1週間単位で考えてみる。月曜、飲み会。火曜は外食。水曜、木曜、しっかり自宅で食べる。金曜は、飲み会。そして土曜、日曜は、料理づくりを楽しんでみる。そうすると4勝3敗、勝ち越し。

このように、毎日毎週単位で勝ち越せるような食事を考えればいいと思う。

全勝優勝をめざしたら、プレッシャーで途中休場してしまう。ごっつあんです！　勝ち越せばいいんだから。

そう考えると、だれでも気軽に、よりよい食事に切りかえていけると思う。外食だって、コンビニ弁当だって、しかたがない場合もある。負け越しが続くと、がくっと

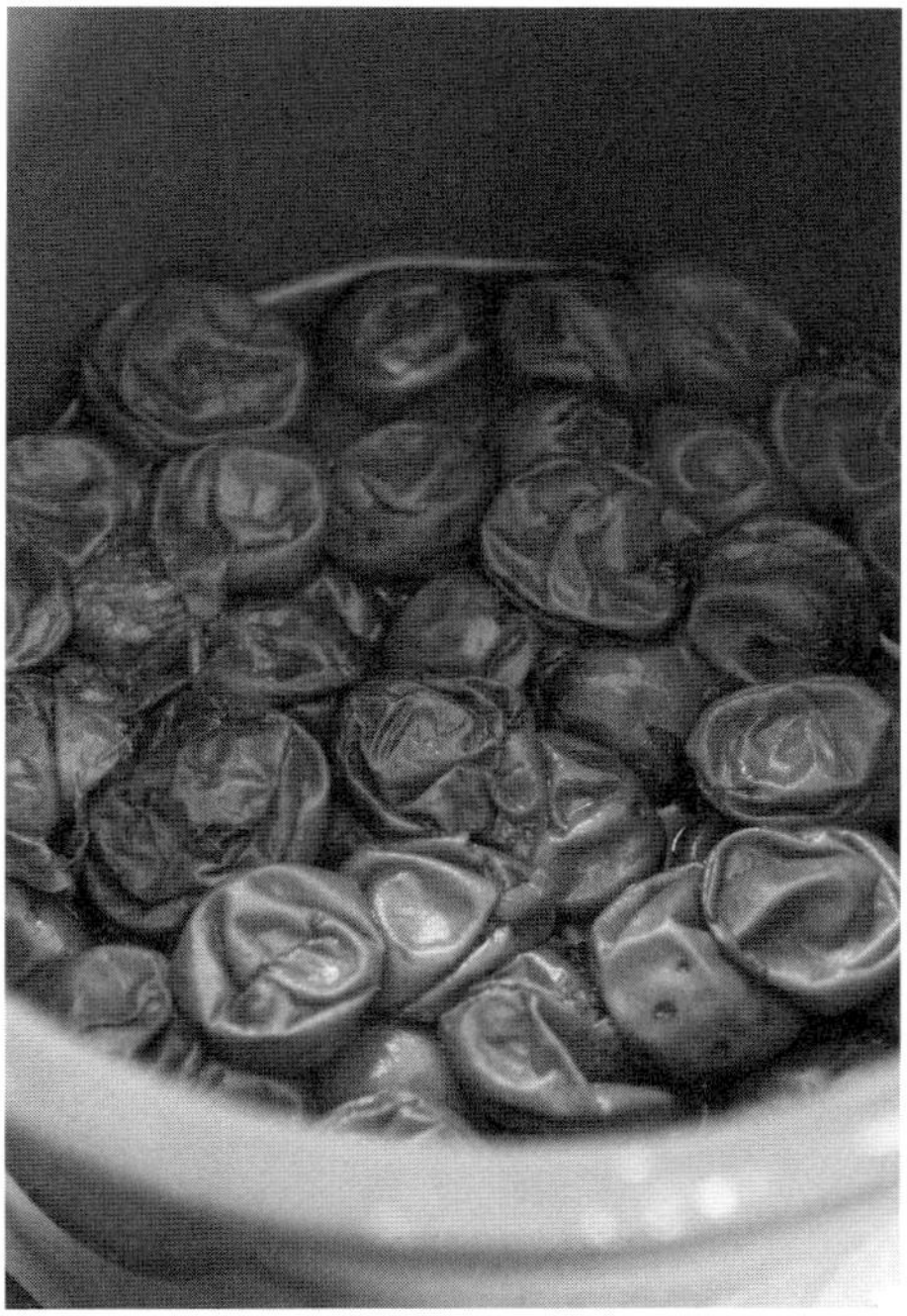

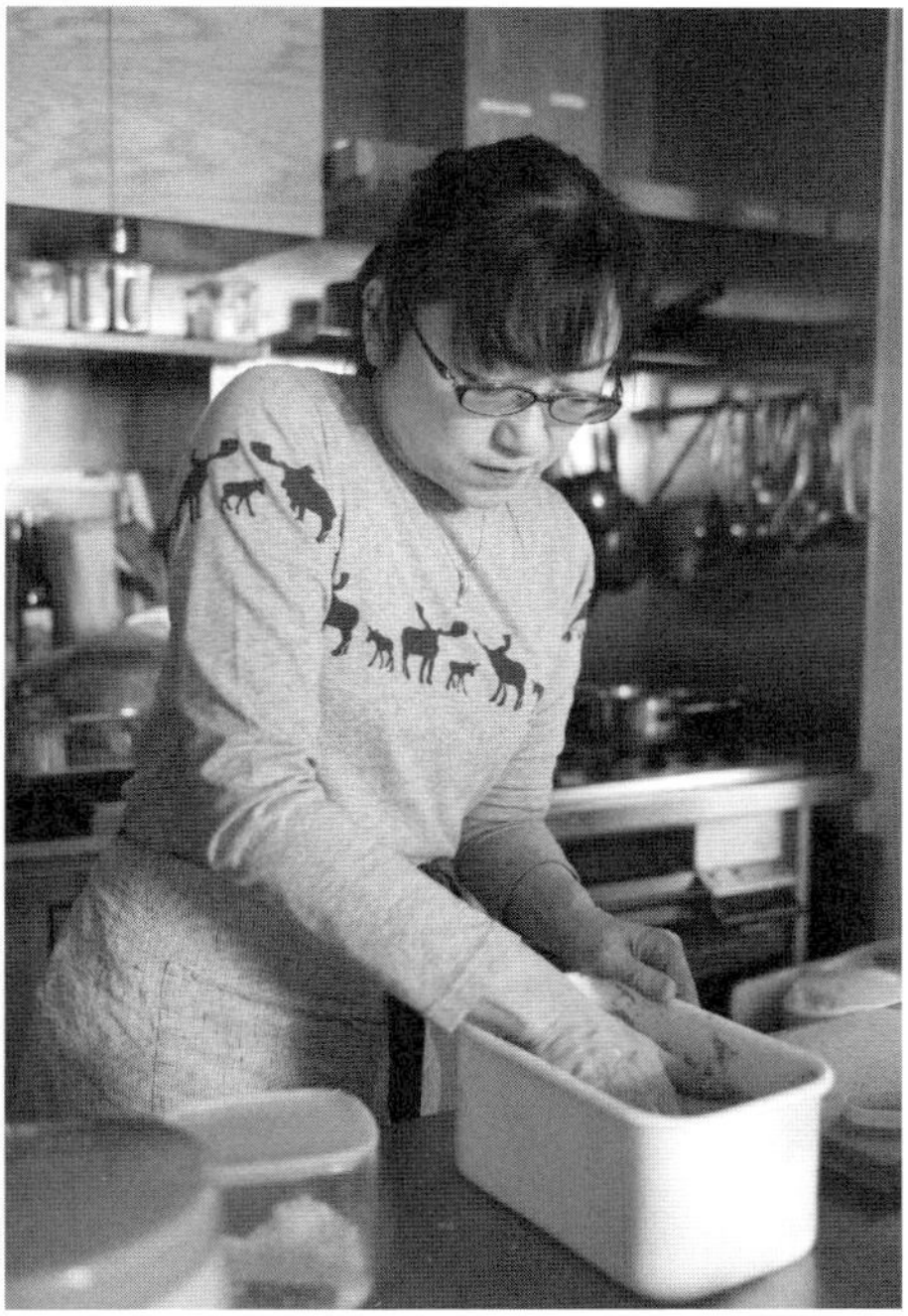

くる。それは病気だったり、ストレスだったり、心の病だったりする。

よくかむ

玄米は50回かんで食べようといわれます。50回、すごく多い、と感じられるかも。それはなぜか考えてみましょう。

よくかむことで、唾液の成分が消化を助け、消化酵素をたくさん使うことなく消化が進む。なので、体内の酵素は、免疫力アップ、代謝力アップなど、本来の仕事に集中できるようになるのです。

よくかむと、唾液がよく出ます。唾液には、若返りホルモンの分泌をうながしたり、老化を防止する機能もあ

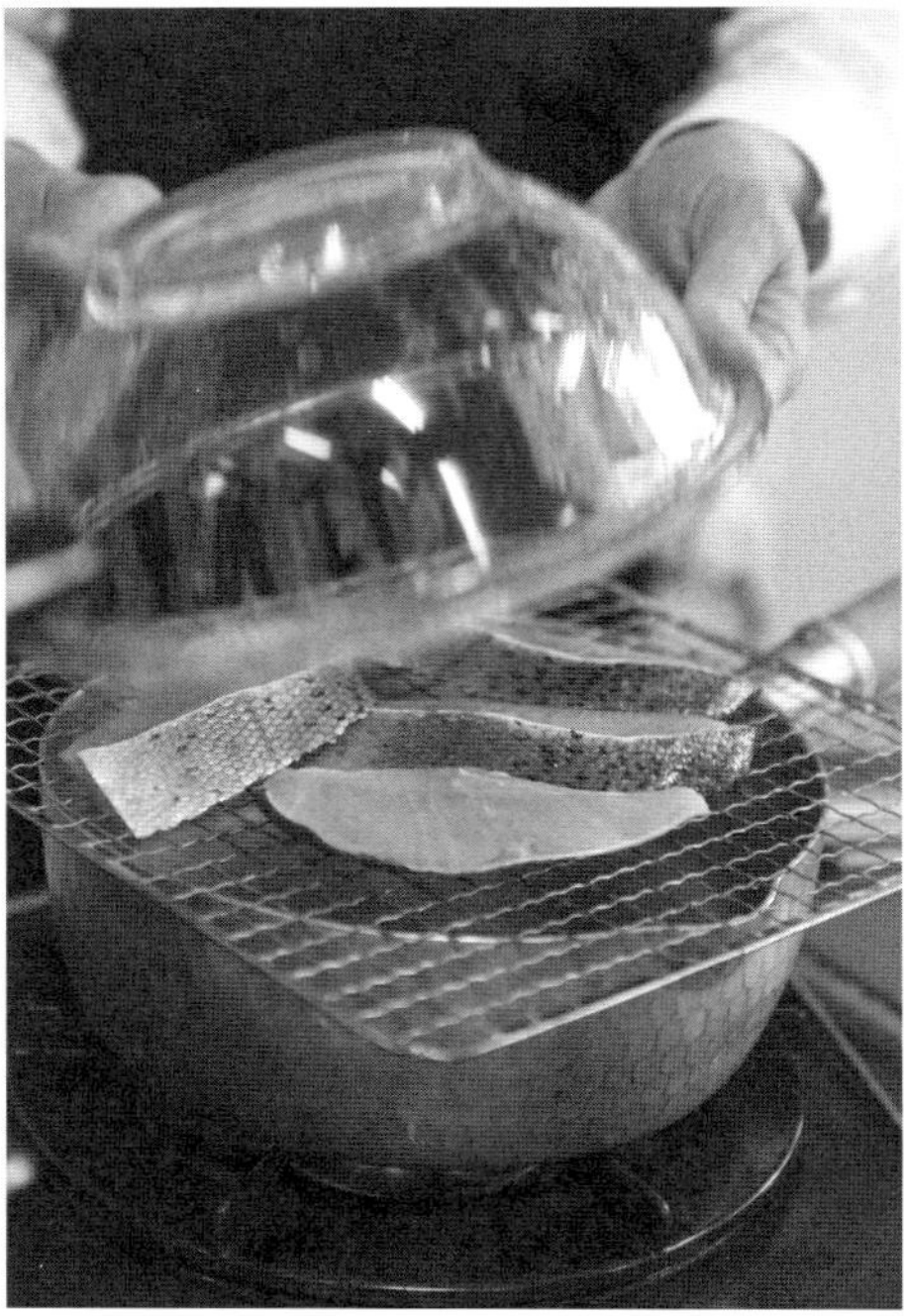

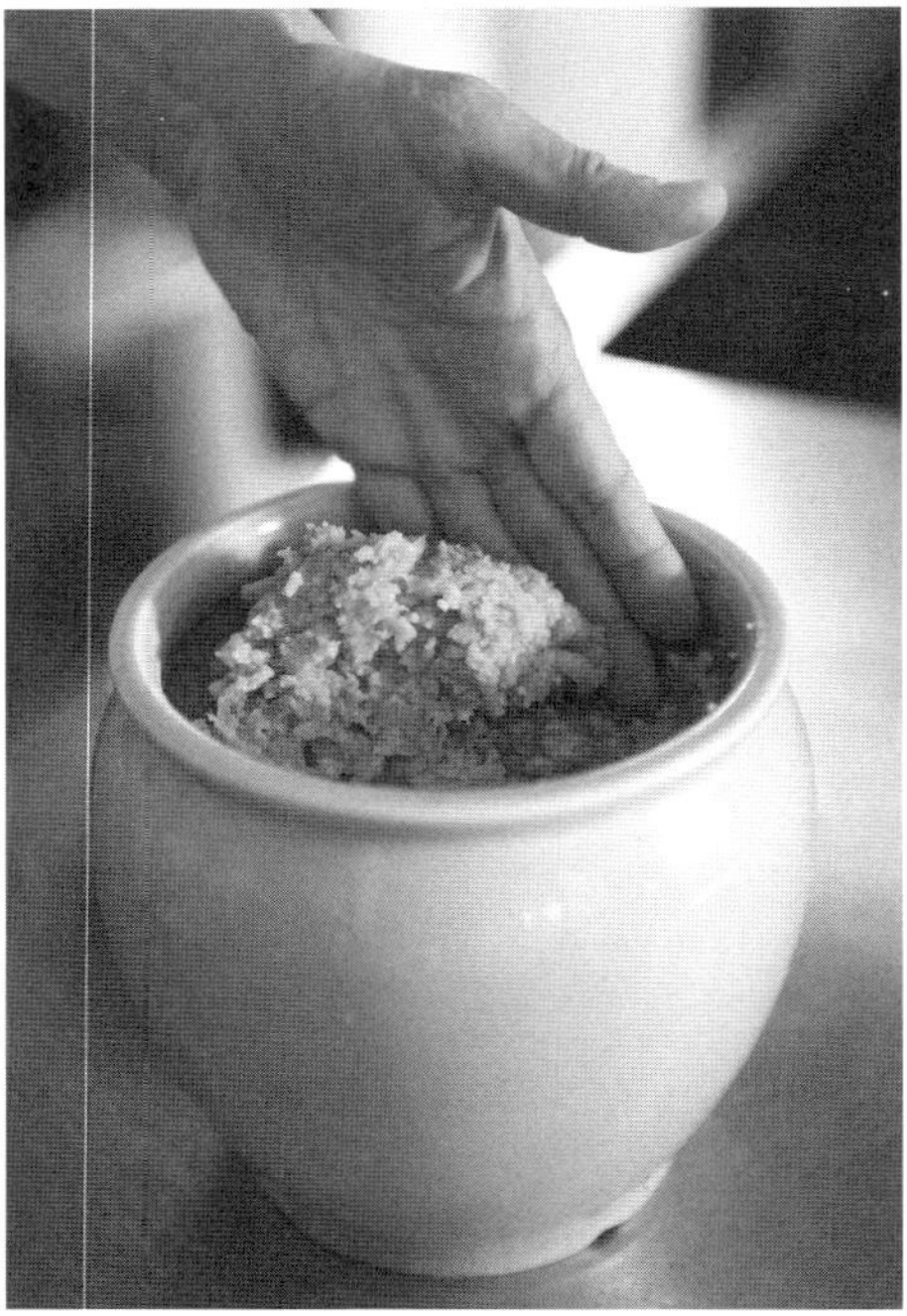

るとのこと。流動食になったお年寄りが急に認知症になったり、急速に老化するのは、かまないことから、脳が活性化しないからだそうです。

さらに唾液には、リラックス効果がある。副交感神経が働いているとき、唾液がだら～～と出ますね。緊張しているとき、口のなかは、カラッカラッ！

四季のリズムで食べる

日本の行事食には、すばらしい知恵がひそんでいる。

1月7日の七草粥には、正月の祝い酒やごちそうぜめで弱った胃腸を休める意味もこめられているという。

寒さにちぢこまり、運動不足になった冬がすぎて春になると、血液ドロドロ状態になったからだを、野草や山

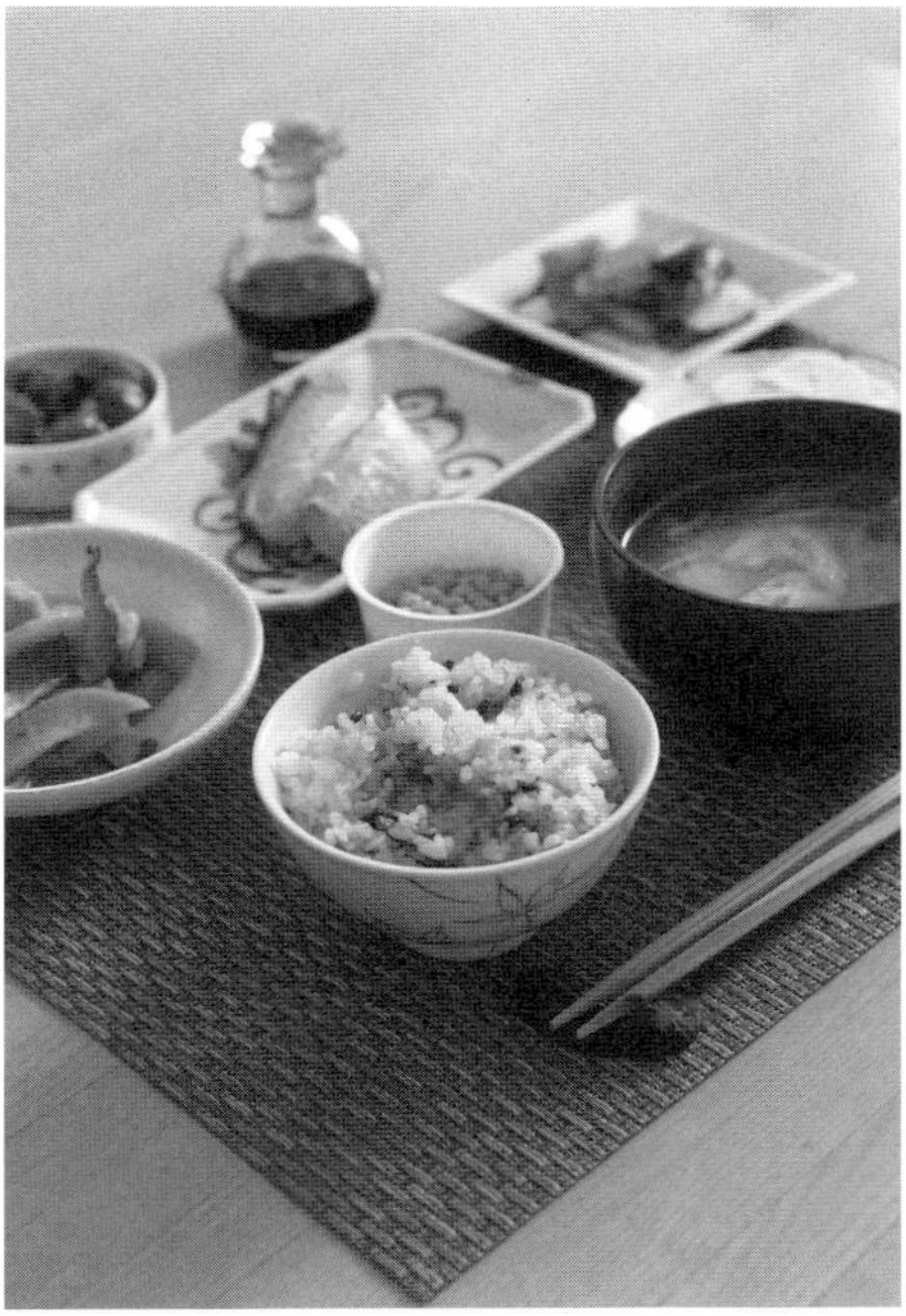

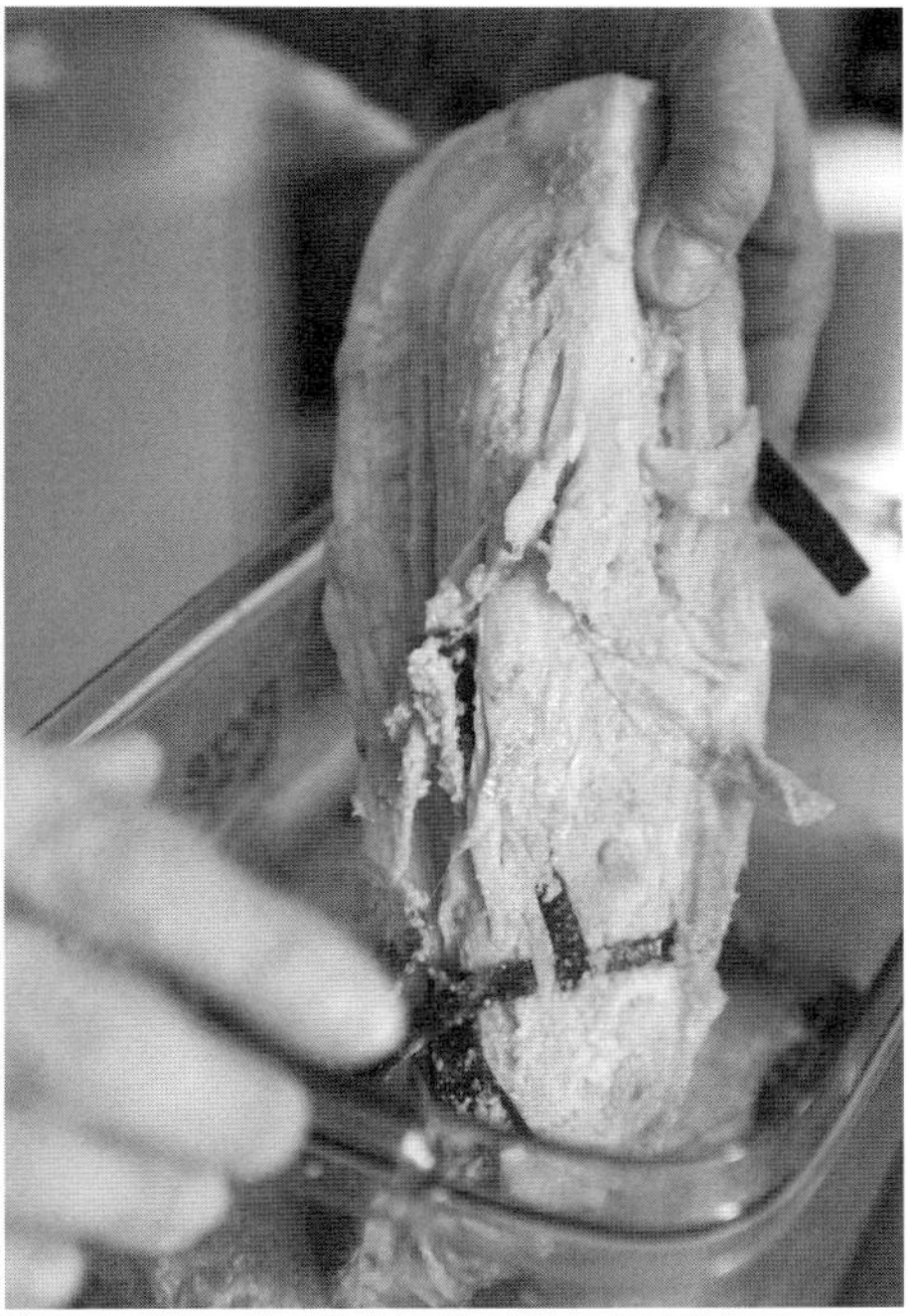

菜が生きかえらせてくれる。

食欲のない夏には、つめたい冷奴や枝豆。実りの秋には、新米や煮っころがし。何て私たちのからだのリズムに合っているメニューなんでしょう。

季節を大きく2つに分けて、春夏編、秋冬編の料理の方法を考える。

春から夏にむかい、気温が高くなっていくので、生食や、短時間で料理できるほうが、食べやすいはず。とくに高温多湿になる真夏は、からだを冷やしてくれる食べもの—夏野菜をサラダやおひたしにしたり、軽い煮物にして食するのもいい。

私たちも植物と同じ。春に芽吹き、夏は大きく育っていく。その自然の流れにそった食事がからだにもいいし、おいしい。夏に煮込みやおでんは食べたくないでしょう？

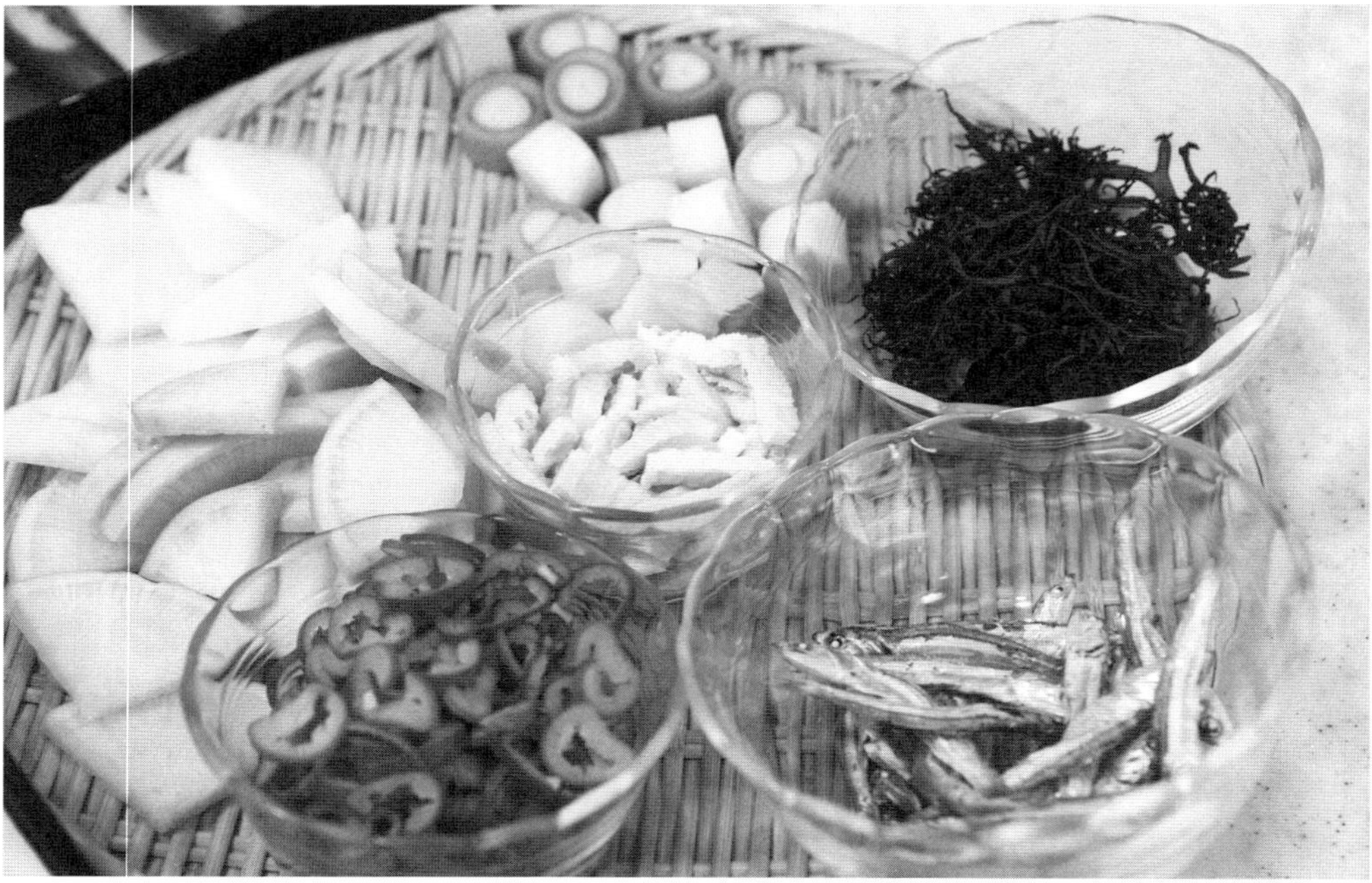

秋冬は、からだをあたためる料理がいい。ゆっくり長く煮こんだもの、味噌や醤油でしっかりと味をつけたものとか。からだをあたためるには、動物性のタンパク質も上手にとることも大切。

買物は原材料表示を見て

食品の品質保持期限を見る前に、「原材料表示ラベル」をきちんとチェックすること。そのためには、ある程度の知識が必要。

私が手づくりの食べ物をすすめるのは、おいしいからだけではない。自分でつくることで、その食べ物は何によってつくられているか、つまり原材料を知ることができるからだ。妥協してもよいもの、いけないもの、それもわかる。

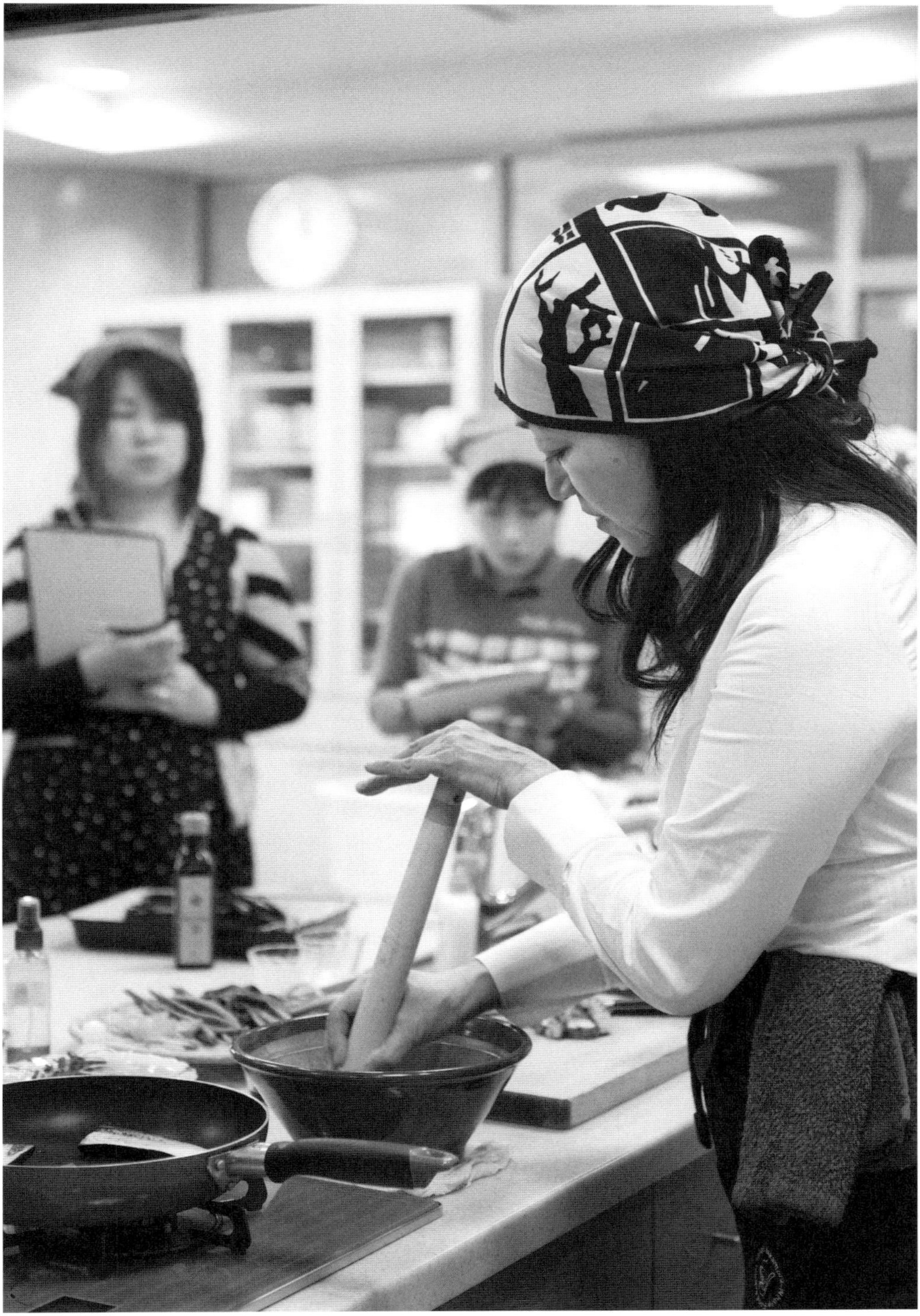

つくらないことには、何からできているかもわからないし、原材料ラベルのウソを見つけることができない。たとえば、梅干しをつくるのに必要な材料は、梅と塩、しそだけだ。市販品には、調味料や保存料、甘味料などが入っているものもあるが、そうした添加物が不要だということも、自分でつくってみればわかる。原材料表示を見て、色素など、本来使わなくてもよいもの、化学薬品っぽい名前のものがあれば避けることができる。

原材料ラベルをみて、自分の家の「台所」にないようなものが書いてあるものは、避けましょう。たとえば、発色剤の「亜硝酸Na」とか、ポストハーベスト農薬の「ＯＰＰ」「イマザリル」なんて、台所にはないでしょ？

料理のすすめ

自分で料理をする人は、素材を自分で買います。しない人は、加工品を買います。素材から料理すると、添加物の摂取率はうんと低くなります。料理をすると、だれかと食べたい、だれかに食べてもらいたくなる。愛する人、大切な人に料理をするとき、国産野菜と輸入野菜があれば、国産野菜を選びたいでしょ。調味料だって添加物の少ないものを選びますよね。

☆キッチンをキレイに

キッチンは、家の中の「薬局」。私たちのからだを動かす操縦室でもある。だから、キッチンにいる時間を快適に過ごすことができて、料理したくなる場所でなきゃ。私は、台所にいるのが大好き。キッチンファーマシーを大切にしよう。

☆基礎調味料は安全なものを

ホールフードな食生活をはじめるには、基礎調味料のみなおしから。毎日使うものから変えましょう。さ（砂糖）、し（塩）、す（酢）、せ（醤油）、そ（味噌）の基礎調味料は、安全なものを選ぶことが大切。

次に、自分の好きなものは安全なものに切りかえること。なぜって？　それだけ摂取率が高いからです。たとえば、ハムやウインナーの好きな人は、ちょっと高くても安全なものに。卵が好きな人は飼料や飼育法がちゃんとした卵に。

☆むだにしない

野菜は皮をむかず、そのまま使う。切れ端もスープに使うなど、むだのない料理を心がけよう。ゴミを出さないエコクッキングへもつながる。無農薬や無化学肥料の野菜は、加熱時間も短くてすみ、ガス代の倹約にもなる。少々高くても、捨てるところがない。

何より、健康で病気をしなくなるという大きなボーナスつき。女性は、お肌がキレイになり、アンチエイジング効果もばっちり。

からだはセンサー

からだにも防御センサーがある。食べものの毒が口に入ったとき、思わず吐き出したり、食あたりで下痢になること、飲みすぎて吐くことすら、センサーのはたらきだと思う。

ある種のダイエットや、玄米食が続かないとなげく人がいる。続かないダイエット法や食べものは、その人に合わないのだ、と考えてはどうだろうか。おいしいと感じない、続かないのは、その人がだらしないとか、あきっぽいとかではなく、その人にとってのセンサーが働いているのだと私は思う。

からだのセンサーがおかしくなっている若者や子どもが増えている。

夏は暑く、冬は寒いのがあたりまえなのに、1年中快適なエアコンの中で暮らす子どもたちは、センサーが鈍くなっていく。センサーを正しく作動させるためには、できるだけ自然のものを食べたり、自然素材でつくられたモノを使うこと。

都会ではそんなこともままならない？　人間は、自然からでないといやされないと思う。休みの日は、できるだけ自然とふれよう。大きな木のある公園へ行こう。土や水にふれ、花や野菜を植えてみよう。

chapter.2

ホールフードな食と暮らしをめざす

80年代のカリフォルニア

はじめてのマクロビオティック

大学卒業後、私はメイクアップアーティストを夢見ながら、表参道の自然食品店で働いていた。そこで私の運命をかえる2人の女性と知り合った。ひとりはファッションモデルで、テレビドラマにも出演されていた、元祖・タレントモデルともいえるマリー仁野さんだ。

当時、マリーさんは結婚されたばかりで、私の働く店で毎日のように食材を購入してくださっていた。ある日、「タカコさん、いっしょにマクロビオティックの料理教室に行かない?」と、さそってくださった。

そのころ私は、自然食に夢中になっていて、朝から晩まで自然食系の本を読みあさり、ワークショップなどにも積極的に参加する自然食ガールだった。とはいっても、マリーさんのいう「マクロビオティック」についてては、あまり知らなかった。その日から、マクロビオティックの提唱者である、故・桜沢如一先生が書かれた本を読み、「なんて、すばらしい考え方なんだろう」「これだ！　これしかない」と、桜沢先生の破天荒な生き方や、食べ物が人の病気や精神にまで影響をおよぼすという考え方に強く魅かれていった。

そして、マリーさんといっしょに、桜沢先生の夫人・桜沢里真先生が主宰しておられた「リマ・クッキングスクール」に通いだした。

たったひとりでアメリカへ

しかし教室の雰囲気は、私が思いえがいたマクロビオティックとは温度差があった。病気を克服しようとしていてスクールに通っている人が多く、「タカコさん、どこが悪いの？」「じつは、私、ガンなの…」「そ、そ、そうなんですか」という会話はごく普通だった。

通ううちに、だんだんとマクロビオティックへの疑問もわいてきた。私の実家は割烹料理店だったので、料理の基本についてはある程度知っていた。けれど、何でこうするんだろう？　と、スクールでの料理手法に疑問を感じることが正直、多かった。アクは抜いたほうがいいんじゃないのかな？　玄米のおこげは「極陽性だから、からだにいい」と食べたり、果物をほとんど食べないのはどうなのかな？　香辛料、ハーブ、砂糖、酢だって使わない料理はどうなのだろう…。

そんなとき、クッキングスクール系列会社のスタッフ、七林養宜海さんと出会った私は、「マクロビオティックって、こんなにつまらないの?」と聞いてみた。すると、「タカコさん、アメリカのマクロビオティックを見てみたら? 日本とはかなり違うし、おしゃれだよ」と七林さん。この言葉に、即! 影響をうけ、ひとりで渡米することを決断した。

七林さんは友人の一人を紹介してくださった。「この人を頼りに行くといいよ」と、渡してくださった1枚のメモには、レストランの名前「Blue Iris」と、「マキノ・ジュン」の名前だけがあった。私は、ありったけの貯金と全米周遊券のような安チケットをにぎり、たったひとりで渡米した。1985年の春のことだった。

自然食レストランを開きたい

カリフォルニア州の州都サクラメントは、豊かな自然に囲まれ、文化的にもレベルの高い街だった。「Blue Iris」は、サクラメントで有名な自然食レストランであり、ディナーはいつも満席になるほど

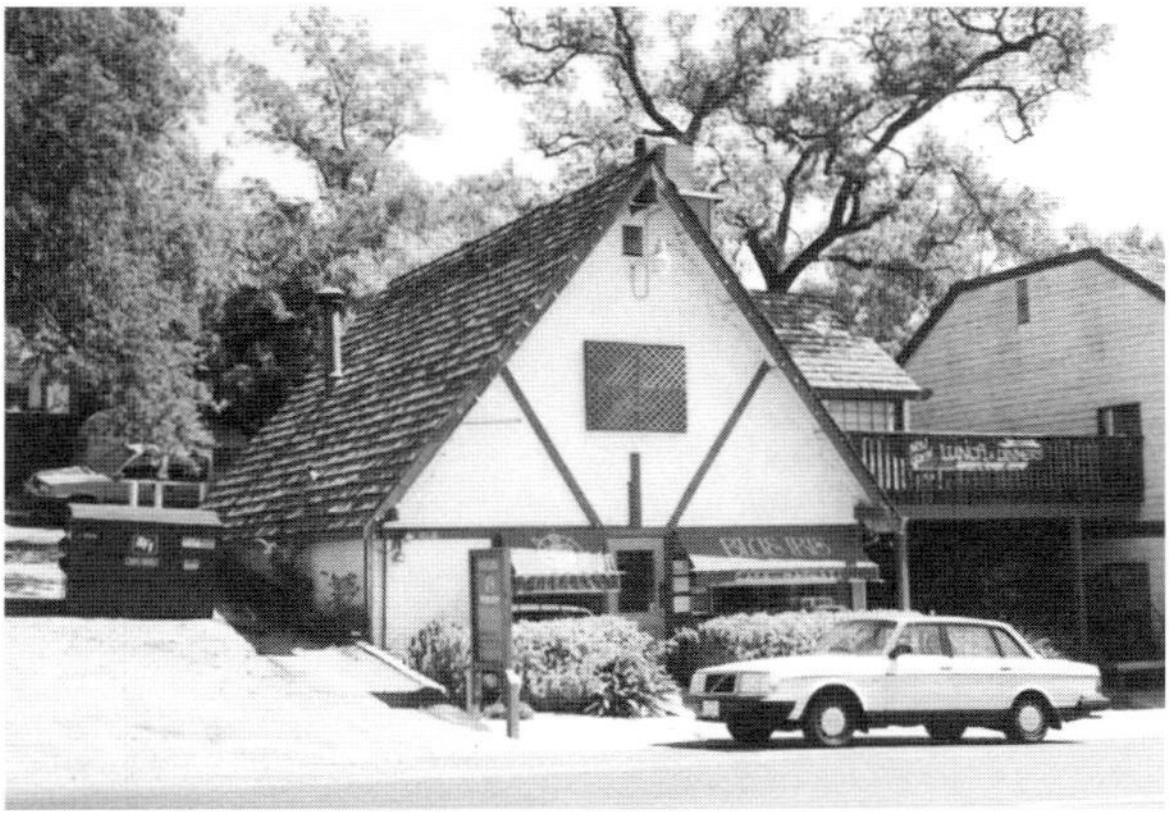

ベジタリアンレストラン Blue Iris 1985年撮影

の繁盛ぶりだった。私は、マキノ・ジュンさん宅に居候しながら、レストランの厨房で働いた。オレンジジュースをベースにしたドレッシングやマリネ液、煮物にたまねぎを使って甘みを出す手法、そしてベジギョウザ……。私の今の料理スタイルのベースは、Blue Irisの料理のような気がしている。

店が休みの日には、マウント・シャスタへキャンプに行く。マウント・シャスタは、日本でいうと高野山や比叡山だろうか、いわゆるパワースポット。不思議な緑の香りの中、星が輝く空の下で、私は、マキノさんやスタッフの人たちに、いつか日本でBlue Irisのようなすてきな自然食レストランをやりたいと語った。

「タカコさん、店の名前は考えてるの?」と、マキノさんから聞かれた私は、いちばん好きな食べ物・玄米から「Brown Rice」と叫んだ。みんなが「Sounds good」と、マウント・シャスタの山に「Brown Rice」がこだました。

「ホールフード」との出会い

ボストンで学んだこと

アメリカのマクロビオティックの師匠と私が慕っていたのは、ボストンを拠点に活躍されていた久司道夫先生だ。

久司先生の本を読んだり講演を聞くと、日本のマクロビオティックより、食品や栄養の分析やデータ、数字などを取り入れた、モダン・マクロビオティックだった。渡米前から、そして渡米してからも、明けても暮れても久司先生の本を読み、「私にはやはりボストンしかない!」と、1986年、ボストンへ向かった。

あるとき、1日だけ久司先生の食事指導を、かたわらで見学させてもらうチャンスがあった。

相談者は、たいていが重い病気やアレルギーをもっている人だった。はじめに問診票のようなものに記入してもらうのだが、そこに書かれている質問事項は、病歴や体質より、「どんな火力で料理をしているか?」

「どんな鍋を使っているか?」など、ほとんどが食事についてのものだった。

先生は、主食や毎日食べるものは、電子レンジや電磁調理器で調理することを避けること、鍋はアルミニウムではなく、鉄や土鍋、ステンレスを使うことをすすめられていた。

そして、何よりも心に残った先生のフレーズは、「Sing a Song」。楽しいことを思い、歌を歌いなさい。治療には、心が元気になることが何より大切であると話しておられた。英語力が十分ではなかったので、きちんと理解できたかどうかわからないのだが、マクロビオティックの巨匠・久司先生から聞いた話は、その後の私のホールフードの理論にもとり入れている。

「You are what you eat（あなたの食べるもので、あなたのからだはつくられている）」ということわざがある。もちろん、総論賛成！　でも、体と心は別々ではない。体をつくるのは、心だと思う。

病は気から…。そう、病気を治したい、キレイになりたいという気持ちがなければ、食べ物はいのちをつなげてはくれないのだと思う。私はこうやって、マクロビオティックを学ぶために、全米をほとんど無賃旅行に近いかたちで、あちこちを居候しながら勉強を続けた。

このブームは日本にも

1980年代後半のカリフォルニアには、すでに大型の自然食品スーパーがあり、そこには有機野菜だけではなく、オーガニックのワインなどが並んでいた。そして、ナチュラル素材のパーソナルケアや、アロマテラピーのための用品、オーガニックコットンなど、当時の日本では考えられないような商品があふれるほど並んでいた。「いつかこのブームは日本にもやってくるはずだ。絶対にくる」と、ロサンゼルス郊外の自然食品店で確信したことを、今もはっきりと覚えている。

マクロビオティックを勉強するために、渡米した私だが、少しずつ自分のなかの変化に気づくようになった。渡米前の私は、マクロビオティックにかぶれ、「陰陽」が食べることだけでなく、モノ選びの「ものさし」でもあった。砂糖も果物も食べないし、どこに行くにも玄米おむすびをしっかと持ち歩くような、いや～～なお姉さん。パーティーやおよばれのときも、「私、ここでは食べるものがないから～」と玄米のおむすびをもって行っていたタカコ。

若かったね、青かったなと、ふりかえると恥ずかしくなる。

まだまだ、いのちをいただくことの大切さに気がつかなかった。

マクロビオティックを学ぼうと渡米し、全米をバックパッキングし、そこで体験したこと。それは、すてきな人たちは、食べ物だけに気を配っているのではなく、暮らし全体がすてきだということだった。ハーブ味の歯みがき、アロマの香りにつつまれたリビング、農業やアマゾン熱帯雨林の保護活動にも積極的に参加されていた。

コンセプトは「まるごとの食べ物」

私は、そんなすてきな人たちの暮らしにふれ、食を正すことはもちろん大切だけど、そんなことは、一部でしかない。暮らし方全体、そして、たとえば気持ちのよい空間や庭をつくること、環境やエネルギーのこと、そういうこともとっても大切なんだと思うようになった。

そうだ、まるごと考えていかなきゃ、健康で快適な暮らしなんてありえないんだ！　と、ばくぜんと思うようになった。

「マクロビオティック命！」だった私に、変化がおとずれた。アメリカでマクロ的生活をしている人たちは、とってもナチュラルな暮らしをしていて、とっても楽しそう。今まで日本で感じていたこととは、何だか違う。「何を食べるべきか」─「陰性陽性」の世界だったマクロビオティックから、私はしだいに別のイメージをもちはじめていた。

そのイメージを表現する〝ことば〟を探していたのかもしれない。

アメリカの自然食品店の看板には、「Natural Food」だけでなく、「Whole Food」とか、「Whole some」とも書かれていた。

「Whole Earth Catalog」という、すてきな雑誌も出版されていた。

「Whole Food」、直訳すると、まるごとの食べ物。

何度も英語で発音してみた。

「あっ、これだ、いいね、いいかも、これだね」、「Whole」―まるごと、ということばが大好きになっていく。

私は、自分の人生のテーマを「ホールフード」にしようと思った。

ブラウンライス誕生

新生ハナダ・スウィーツ

その後、縁あってあずかることになったファッション学校のカフェ厨房に、名前だけは聞いていた花田美奈子さんが来店された。「あなた、おもしろい料理するわね、よかったらうちのお菓子工房に遊びにこない?」と花田さんから声をかけられた私は、軽い気持ちで、元麻布の「ハナダ・スウィーツ」を訪ねた。六本木や銀座、元麻布に店をもつ、レストラン業界の大御所であった花田さんは、長年、美食を続けてきたために、からだをこわされ、玄米食や自然食に興味をもっておられた。

元麻布の工房のお菓子職人たちは、社長が突然連れてきた私をうとましく思ったのだろうか、無愛想きわまりなかった。が、そこでつくられている焼き菓子は、これまで食べたことのないおいしさと食感だった。

私は料理には、ちょっとは自信をもっていたもの、お菓子は、もともと好きではなかったので、とまどい

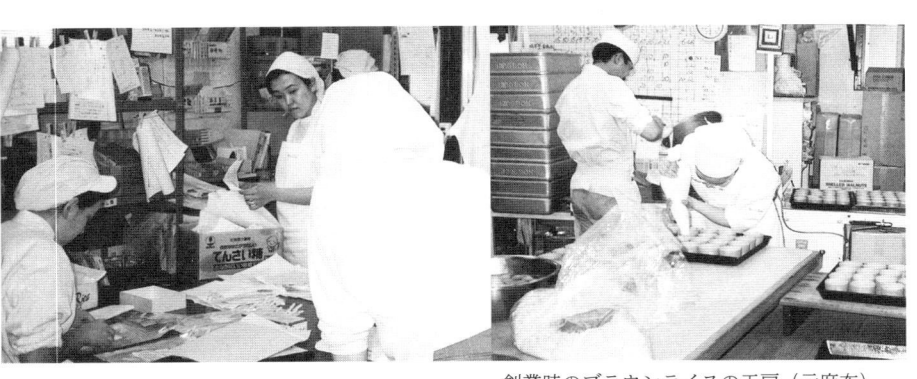

創業時のブラウンライスの工房（元麻布）

があった。でも、そこは持ち前のポジティブシキングで、「フルコース料理のデザート、つまりお菓子も料理」と思い、無謀にも、ハナダス・スウィーツのプロデュースを引き受けることとした。

そして、元麻布の工房に、自宅で焼いた豆乳カスタードのシュークリームを持って行き、「このたび、この工房のリニューアルをまかされました。どんなお菓子をつくりたいか…を説明する前に食べてもらえますか？」と、とり出した。

菓子職人の棚倉芳雄先生は、この工房の顧問であり、飴細工コンテストなどの受賞歴のある超ベテラン。口に入れて「まずいな」、「おい、材料もってこい！」と、国産小麦粉ですぐさまみごとなシューを焼いてくれた。そして、「あんたね、オーブンの使い方がなってない」と、私にシューの焼き方を指導してくれた。

私は、国産小麦粉や自然卵、塩などの食材の話をし、アレルギーの子どもたちのために、卵やバターを使わないお菓子をつくってみたいと、棚倉先生に訴えた。すると、「おもしれーじゃねえか」と、こころよく引き受けてくださり、

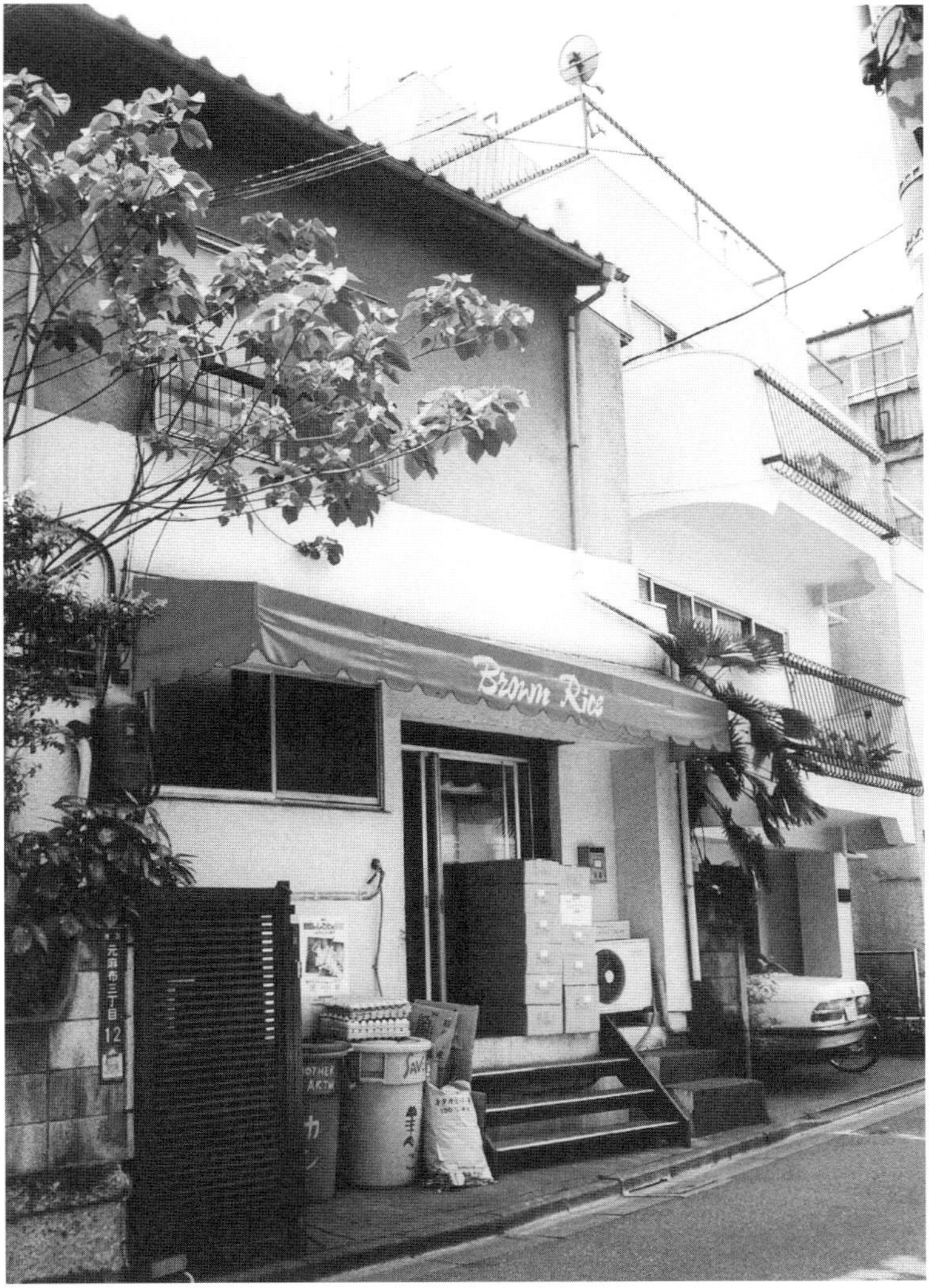

新生ハナダ・スウィーツが誕生した。わずか1年で、自然食業界を代表するようなお菓子工房に変身したが、私はもともとお菓子が好きではなかったこともあり、1年後、ハナダ・スウィーツを離れることを申し出た。

すると花田さんは、「あら、あなたがいないと工房は、魅力もなんもないわ。だったら、売ってあげるから買いなさいな」と、私にしては人生最高の買い物、居抜きでハナダ・スウィーツをゆずり受けることにあいなった。

１９８９年、タカコ29歳の８月だった。

それから20数年、私を世に出してくださった花田美奈子さんは、２０１３年2月24日に他界された。亡くなる直前に、お見舞いをさせてもらった。それは、私たち夫婦のキューピット役でもあったからだ。多くの人に愛され、たくさんの仕事をなしとげた方だった。またひとり、大切な人と、この世では会えなくなった。

夢をかなえたが…

さて、ゆずり受けた念願のカフェの屋号は、「ブラウンライス」。私はこの、米屋のような屋号を菓子工房、そして会社名にして、タカコ・ナカムラのホールフードがスタートした。

そこからは、どうしてどうなって、菓子工房を切り盛りしたのか記憶にないほど、棚倉先生やスタッフ一同といっしょに、とにかく働きに働いた。そして予想以上の売り上げとなり、ついに年商1億円の大台に乗り、より広いスペースをもとめて、元麻布から、東京下町の江東区に移転をはかった。

でも、この工房移転は失敗だった。製造業、卸業としてスタートした工房だったが、働く人たちの夢は、自分の店をもつことだったはず。それなのに、移転し、また製造業、卸業を選択してしまった。

この経営者としてのミスジャッジは、経営をひっ迫させ、ついに、アメリカ企業へのM&Aというかたちで幕をおろすことになる。M&Aの失敗後は、会社を運営することだけに精一杯だった。金融機関から少額の融資を受け、返済し、また借りる、このくりかえしだった。いつしか、私の夢も、クリエイティブな魂も封印するしかなくなった。

21世紀になり、時代はかわり、めずらしかった自然食系のお菓子も、大手メーカーがとり扱うようになった。価格では勝ち目がなく、しだいにブラウンライスのお菓子の売り上げは落ちていった。その穴埋めに、通信販売をやったり、横浜で「ベジデリ」というデリショップを展開したりと、あの手この手で会社の建てなおしをおこなった。しかし、何をやってもうまくいかない。

あれほど、クリエイティブな仕事がやりたくて、サラリーマンなんかになりたかねぇと、手に職をつけたはずの私の毎日は、通帳とにらめっこで、ほとんどが経理のおばちゃん。資金繰りに追われ、クリエイティブとは別世界で仕事をしていくことが数年続いた。そんなとき、救世主・吉田真由美さんが現れた。

表参道にカフェを！

せんべつの1万円札

私の運命を変えた2人の女性、もうひとりは映画評論家の吉田真由美さんだ。

吉田さんは、かつて私が働いていた自然食品店の常連さんで、商品のお取り寄せや質問が多く、私はいつのまにか「吉田真由美さん担当」になった。来店されると、必ずあいさつし、会話をするようになった。そして、話は前後するが、アメリカ行きを決めて退職することを伝えると、送別会を開いてくださった。

アメリカへの夢を語る私に、「いっぱい勉強してきてちょうだいね」と、せんべつをくださった。中には1万円札が入っていた。貯蓄もない、カードも持っていない女の子にとって、そのときの1万円は、今の10万円、いやそれ以上の価値があった。私が大好きだったテレビドラマ「北の国から」の黒板純が、富良野を離れるときにもらった、泥つきの3万円を使えずにいたように、その1万円は、その後、お菓子工房を経営するようになり、資金繰りに困る日まで、手帳の中に入れたままずっと持っていた。それは私にとってお守りのようなものだった。

それから20数年、真由美さんは私のよき理解者であり、永久欠番のタカコファン1号である。今でも何か重要な決定をするときには、自然と真由美さんに相談している私がいる。

真由美さんは、ただのよき先輩というだけではない。エコロジーのこと、フェミニズムのこと、広く人生を教えてもらった。

タカコ・ナカムラという、何人かわからないような「芸名」も、真由美さんが考えてくださった。私の本名「中村隆子」は、どこにでもある平凡な名前。真由美さんは芸名をつけなさいとアドバイスしてくださり、マンガ『ベルサイユのばら』に出てくるような芸名案も候補に。イッセイ・ミヤケ、ヨージ・ヤマモトなど、日本人の名前をカタカナで英語読みするのがちょっぴり流行っていた時代だった。よし！　私はインターナショナルに活躍するんだ！　と、「タカコ・ナカムラ」となのるようになった。

その日から、真由美さんはどんなときでも、「タカコ・ナカムラさん」と呼んでくださる。「タカコさん」とか、「ナカムラさん」と呼ばれたことはただの1度もない。

たぶん、真由美さんは、「タカコ・ナカムラ」というブランドをつくり、それを心にきざみこませるように、「タカコ・ナカムラさん」と呼び続けてくれるのだと思う。

「ブラウンライス・カフェ」開店

菓子工房「ブラウンライス」の経営に疲れきっていた2002年、「表参道に自社ビルを建てて、そこでカフェをやりたいので、だれか紹介してって言われたんだけど、会ってみる?」と、吉田真由美さんが声をかけてくださった。真由美さんのパートナー、山本コウタローさんの友人で、成功しているアロマの会社の社長がおられるのだという。

数日後、私はおふたりに連れられて、表参道のニールズヤードレメディーズのオフィスを訪ねた。

梶原健二社長は、社長オーラというより、ビジネスセンスにあふれる輝きがあった。私は長年、地味な自然食業界の社長さんたちとのつきあいが多く、ワールドワイドに仕事をされるビジネス成功者と会ったことがなかったため、とまどったという記憶が残っている。

梶原さんは、その場で私のことを気に入ってくれたようで、

「ねえ、ナカムラさん、何かオレにしてほしいことある? いいカフェをつくりたいから、できることは何でもやるよ」

やはり、成功者は違うな~と、なかば冗談で、「では、会社の経営をお願いします」と言うと、「いいよ、オッケー」という答え。

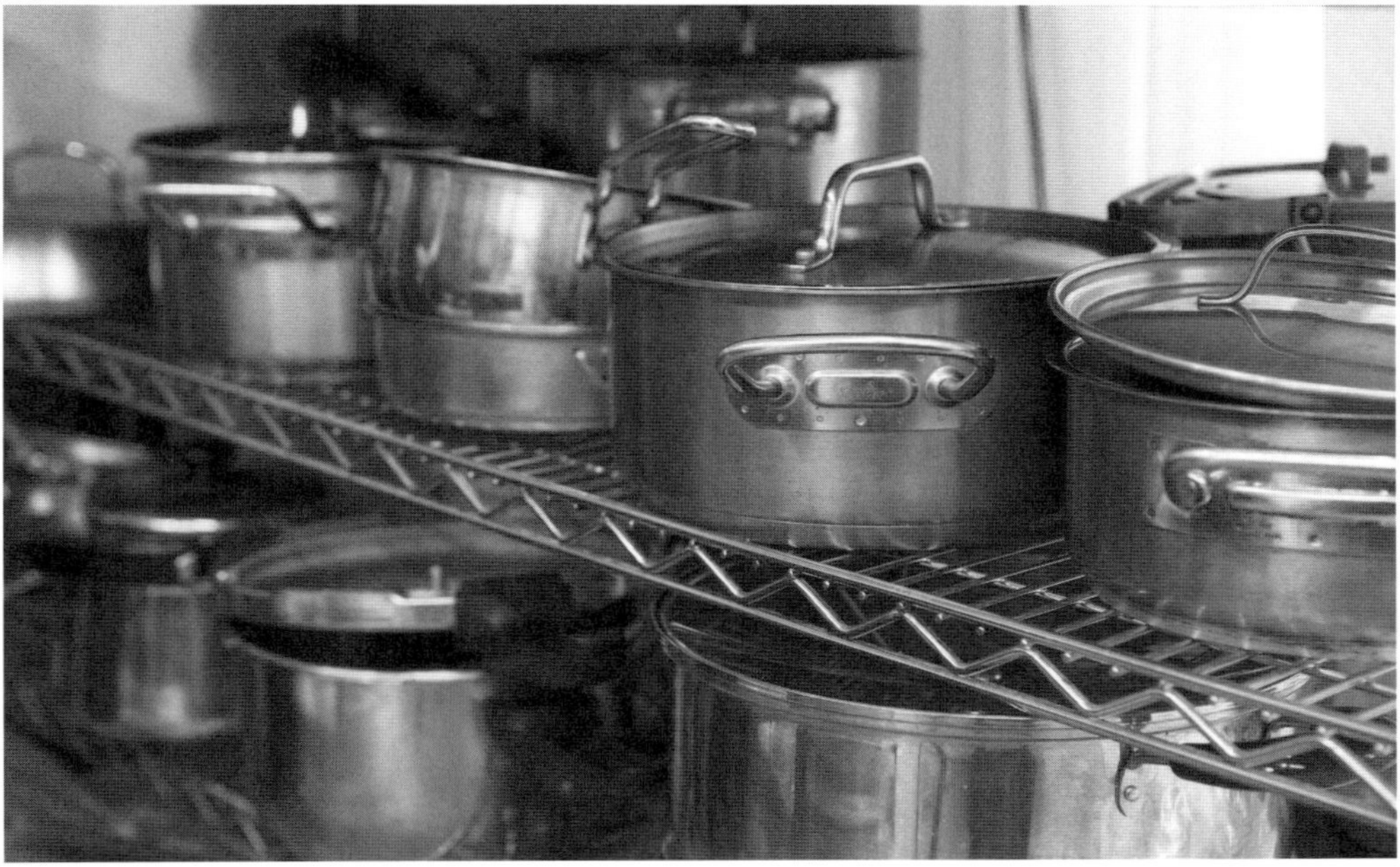

心のなかでは、「な、な、ワケない、買うわけない」と思った。しかし、梶原さんは、本当に墜落寸前の会社を買ってくださった。そして、表参道でオーガニックカフェという夢をかなえてくださった。

2003年4月6日、「ブラウンライス・カフェ」オープンの日は、感激であいさつができないほど泣いた。20代からずっとやりたかった夢のカフェを東京の一等地、表参道で実現できたことは、言葉にいい表わせないほどの感動だった。

梶原さんの戦略どおり、ブラウンライス・カフェは、日本一のカフェになっていった。

知りたかったことを教えたい

あるとき梶原さんから、「ナカムラさん、スクールをやったらどうだろうか」と軽く相談された。ニールズヤードは、アロマテラピーのスクール事業にすでに成功し、そこには成功者の「勘」のようなものがあったのだと思う。

私はお菓子工房を運営しているときから、スタッフたちに食材のことや洗剤のこと、エコロジーのことなどを細かく指導していた。その社員教育をスクール事業にしてみたらどうか、というのだ。

私はばくぜんと、「じゃあ、やってみようかな」というくらいの、今にして思えば軽い気持ちで、2003年10月、ホールフードスクールが開講した。

思いたってから、早すぎるんじゃないの？　と思うでしょ？

私は習いごとが大好きで、リマ・クッキングスクールだけでなく、あちこちの料理スクールに通っていた。そして、どこに行っても、満足することができなかったのだ。

料理のテクニックを習うだけではなく、鍋はどんなものを使ったほうがよいのか？　台所洗剤は普通のものでよいのか？　塩は精製塩でよいのか？？　などなど、いっぱしの料理スクール評論家になっていた。

だから、そのときすでに、スクールカリキュラムの構想は描いていた。

そして、「教えてほしかったこと」をリストアップし、カリキュラムを組み立てていった。

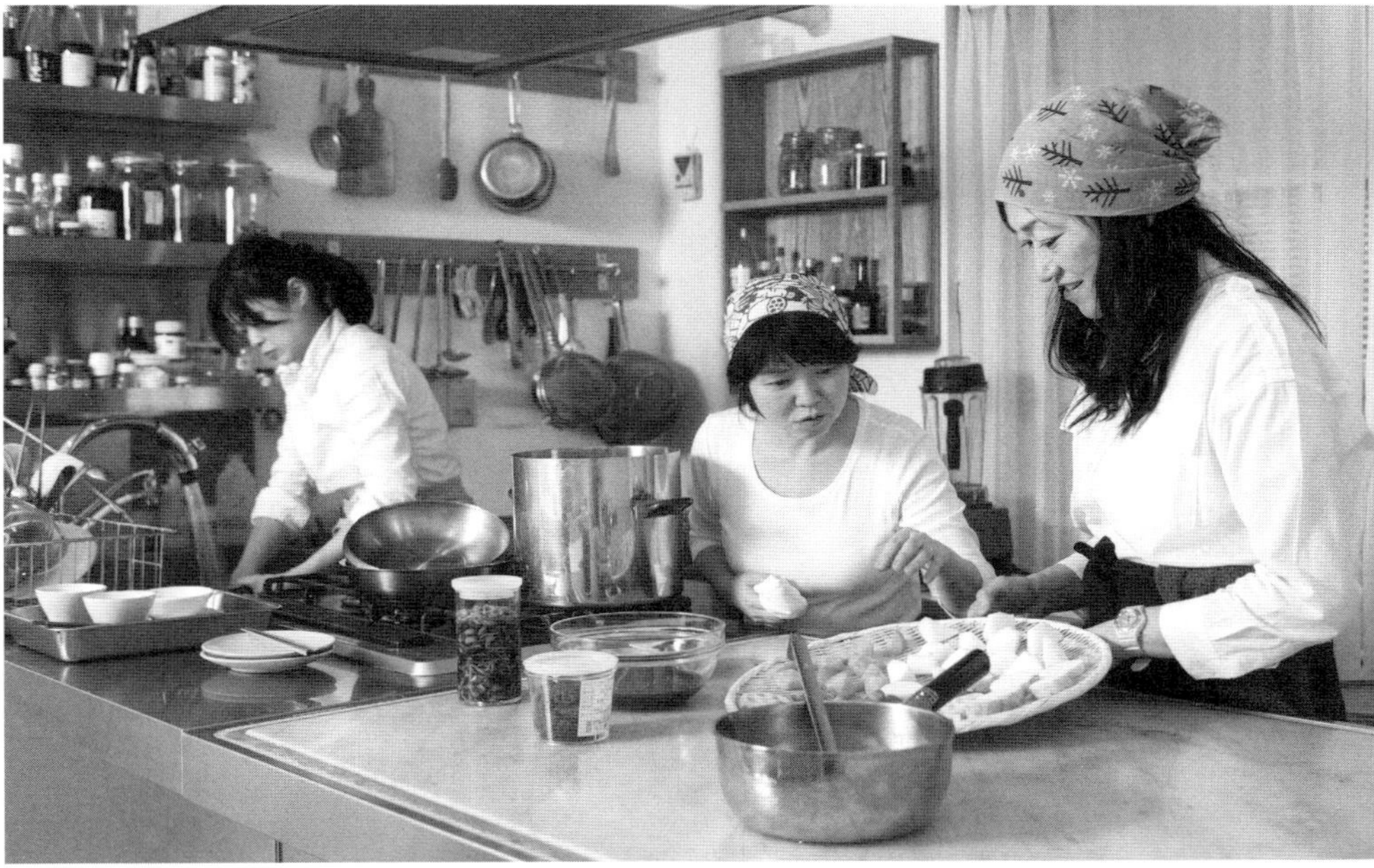

夢に見たカフェだったが…

それから3年が過ぎ、すべてが順調に、ときが静かに流れていった。

スタッフの人数も多くなり、みんな成長していった。私のかかわる仕事はしだいに少なくなり、気がつくと40代にして「窓際族」になってしまった。新しいことを企画しても、社長ではない私には、当然のことながら決定権がなかった。

あれほど夢にみたカフェ、あれほど苦労して産み育てた会社は、もう、私がいようがいまいが運営できるようになり、ひとり歩きをはじめている。子どもと同じ。いつまでもお母さんが口出しするのはみっともないし、子離れをしなければ。

「窓際」を自分で感じはじめたら、もう止まらない。大きな仕事をやりとげたというのに、心にはいつも空腹感があり、何だろう、何か、新しいこと、もっと世の中の役に立つことをしたい。次の世代につなげていく何かを残したいという気持ちが強くなっていった。

夫に相談すると、「何言ってるんだ、これほどめぐまれた待遇もないし、安定がいちばんだ。また昔のようにお金に苦労するのはゴメンだぞ」と、会社に残るよう説得された。しかし、私は夫の忠告も耳に入らず、大好きだった「ブラウンライス・カフェ」を離れることになった。タカコ48歳、いばらの道のはじまりだった。

3年間、梶原さんの下で学んだ帝王学というか、ビジネスセンス、とりわけ、ブランド管理については、その後の私の大きな財産となった。

スクール移転の日々

表参道から自由が丘へ

ブラウンライス・カフェを〝卒業〟と同時に、ある上場企業から、自由が丘でオーガニックショップをプロデュースしてみないかとの話が飛びこんできた。どうも私は、捨てる神あれば、拾う神がすぐにあらわれる幸運にめぐまれているようだ。

あわただしくオープンを成しとげ、ラッキーにも、その店の2階をスクールとして使えるという条件が成立。2006年7月、「タカコ・ナカムラ ホールフードスクール」として独立したのだった。

とはいっても、そう簡単に生徒が集まるわけもなく、翌年3月に入り、収益の悪いスクールの状況に、スポンサー企業の経営陣から、それまでの特別家賃ではなく、普通に家賃を払ってほしい。払えないなら3月末日で退出せよ、というきびしい通告があった。腹がたつというより、収益優先の企業のあり方をまざまと知らされた。

でも、私は不思議なくらい冷静だった。それは、他人の何かをあてにして事業をするというのは、こういうことなんだと。荷物を運び出す日に、先方の担当者が泣いて見送ってくださった。もう、それで十分だと思った。

スクールの移転より何より、生徒たちへの対応に心が痛んだ。結局、全員に受講料を払いもどすことを決めた。すると、生徒たちの中から、「どうしても続けてほしい」「どこでもいいからやってほしい」という声が。退出後の移転先もなく、いきなりジプシー生活になり、ショックから立ち直れていない私…、でも、生徒たちの声に立ち上がった。

そして、かねてからの盟友であり、発酵・醸造の師であった㈱片山の片山雄介さんが助け舟を出してくださった。川崎市幸区、けっして交通の便はよいとはいえなかったが、「どうぞ、使ってください」と、事務所2階の会議室をスクールの会場として、こころよく提供してくださったのだ。

ここで開講した応用コースは、私にとって忘れられない講義となった。生徒たちへの感謝、講師の諸先生への感謝だけではなく、この会場を提供してくれた片山さんへの深い感謝の思いをこめて、満身の力で講座を行った。

私は、このとき学んだのだ。かっこうつけなくても、「こころざし」さえまっとうであれば、なんとかなるの！　と。

空白感はうまらない

スクールとしての移転先を探す中、またもや拾う神さまが現われた。かつての知り合いから、カフェプロデュースの話が舞いこんだのだ。

その女性社長はガンの手術後、会社に復帰し、バリバリに仕事をされていた。病気をきっかけに、毎日の食事の大切さに気づかれたそうだ。それまでのカフェプロデュースの経験から、オーガニックや玄米、豆腐をテーマにしただけではインパクトにかけると思った。私の中には、いくつかカフェのテーマがあり、そのひとつが「乾物」だった。

乾物ではなく、「Ｋａｎｂｕｔｓｕ」という英語表記でやることなどのショップコンセプトを短期間につくりこんだ。

そして２００８年春、「Ｋａｎｂｕｔｓｕ Ｃａｆｅ」は、新宿からも近い代々木上原駅前の小さなスペースでオープン。身近な乾物をテーマに、女性が起業できるフランチャイズ店をめざしたのだが、３年を経て、いろいろな経緯から、私は店から離れることになった。その後、２０１２年、この店自体が閉店したことを知った。とても残念に思う。

さて、ＫａｎｂｕｔｓｕＣａｆｅを運営しつつ、オーナーのご厚意で2階を使わせてもらい、「タカコ・ナカムラ ホールフードスクール代々木上原塾」と称して、スクールも再開することができた。

文字どおり、都会の寺子屋をイメージに、食べることだけでなく、暮らしまるごとを大切にするホールフードを伝えようとした。とはいえ、講師が座る席もないようなせまいスペースで、結局、そのことが結果的には、スタッフがバラバラの方向を向くようになり、ついに代々木上原塾も撤退することになった。２０１０年の年末だった。

１９８９年の創業以来、ずっとスタッフを大切にしてきたつもりだったし、小さな組織の最大の武器は「結束力」だと思ってきた。それがない組織は、チームとして戦えない。毎日、どれほど苦しんだろうか。代々木上原での2年あまり、今までの人生にはなかったほど、人間関係やヘッドとしての采配の方法に悩み続けていた。

そんなとき、またしても、拾う神さまが現われた。スクールの印刷物デザイナーの田村敏也さんが、困っている私を見て助け船を出してくださったのだ。田村さんの広尾のデザイン事務所に、スクール事務局を間借りさせてもらうことになった。

そのころ、私はスタッフをかかえることへの不安や、賃貸物件をもつことの大変さを痛感していたうえ、もう「チーム」「団体戦」には参戦しないと心に決めていた。「私はピン芸人でいこう」と、ひとりで責任を負える範囲で、細々とホールフードを広げていく活動をしていこうという気持ちになっていた。かつての闘争心は、まるっきり消えていた。

講座を開講するときは、大田区西馬込のすてきなレンタルキッチンを借りていたものの、心の空白感は埋まることはなかった。ただ、講座をしているときだけが幸せな時間だった。生徒とふれ合い、大好きな料理を教えているときだけが、私のただひとつの安らぎの時間だった。

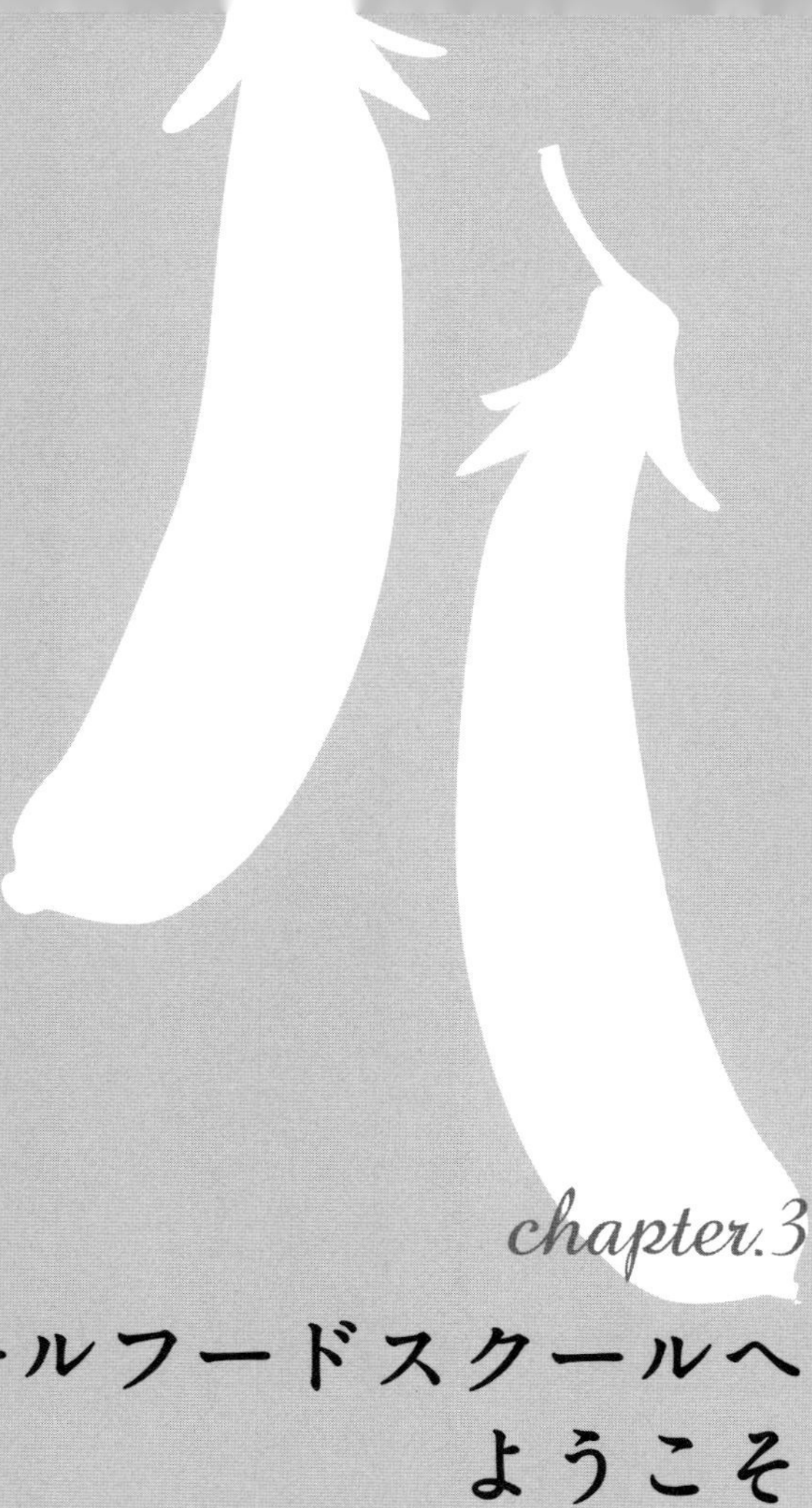

chapter.3

ホールフードスクールへようこそ

洗足池にスタジオを

自前のスタジオ発進

時は少しさかのぼり、代々木上原時代の終りごろ、雑誌『うかたま』（農文協）で、塩麹の特集を担当させていただいた。その1年前から、発酵や塩麹について、編集担当者にアピールしていたのが実現したのだった。この特集は予想以上に好評で、「塩麹」をテーマに1冊の料理書をつくることが決まった。

塩麹を知ったのは、２００７年頃、大分県佐伯市・糀屋本店の浅利妙峰さんと出会ったことだった。

後述する「タカコ・ナカムラ ホールフードスクール福岡校」に、妙峰さんが入学してくださったのだ。家業を継ぎ、麹が売れなくなっていくようすをなげき、なんとか麹にスポットを当てたいと、みずから「こうじ屋ウーマン」として、麹の魅力を発信されていた。私は妙峰さんと交流を深めながら、『うかたま』で塩麹の魅力を生かしたレシピを紹介したのだった。

そして、２０１１年２月、『塩麹と甘酒のおいしいレシピ』（農文協）刊行を記念して、ユニークな出版披露パーティを東京と福岡で企画した。

パーティは「麹Ｃａｆｅ」として、都内の味わいある古民家で麹を使った料理を提供した。３日間だけの幻のカフェだったが、なんと！　ＮＨＫの情報番組の取材まで入り、予想以上の大盛況だった。

このときも、パーティを企画したというより、いつかブラウンライス・カフェをこえる「Ｃａｆｅ」をやってみたいという、夢の実現に向けての予行演習だと思っていた。この「麹Ｃａｆｅ」以降、塩麹についての取材が増え、事務局は広尾、スクールは西馬込、料理撮影は自宅でというように、あちこちを飛び回ることになった。とりでのない城のようなもので、スタッフの意志疎通をはかることも難しくなり、講座に集まったときだけのパートタイムスタッフのようで、落ち着かない日々だった。

そのとき、「今のまま終わっていいのか?」、「もう人生、後がない。これが最後のチャンスじゃないのか?」と、夫が私の背中を押してくれた。ビジネスにうとく、お金をかせぐ能力に欠ける私に、あれほど「何もしなくていいから、家にじっとしていてくれたほうがましだ」と言っていた夫だったのに。

そうだ、私は、ホールフードを広めたくてこの道をめざしてきたのだ。勝負をかけるなら、今だ。今しかない。

戦闘モードのスイッチがカチッと音をたてて入った。

内装工事中に…

それから私の不動産屋めぐりがはじまった。そして、自宅近くの、東急池上線洗足池駅近くに、新しいビルのテナント物件を発見し、このビルにしようと即決。家賃の交渉、工事の交渉、とにかく、こういう交渉ごとをするとき私は、どうも、映画「極道の妻たち」の岩下志摩が乗り移ってしまうようだ。値切りに値切り、はじめての自前のキッチンスタジオ物件を手にした。

スクール着工を目前にした2011年3月11日、自宅オフィスでのスタッフミーティング中、ぐらっときた。いつもより揺れがひどく、長い。そのときはまだ、東北が未曾有の災害に襲われていたとは、知る由もなかった。かつて訪れたことのある、岩手県陸前高田市が津波で流されているようすがテレビに映ったとき、味噌・醤油製造元の老舗・八木澤商店のことが気になってしかたなかった。知人を通じてご主人の無事は知ったが、「これは、えらいことになるぞ」という、これまでに感じたことのない不安だけが頭をよぎった夜だった。

翌日、スタジオのすべての内装工事は延期となった。契約した日からずっと、ポジティブシンキングだった私だったが…。この災害後、日本は復旧するのだろうか。ましてやこんなときに料理を勉強したい人がいるだろうか。着工前に中止するなら、被害は最小限にとどめられるのでは？　と、悩みに悩んだ。

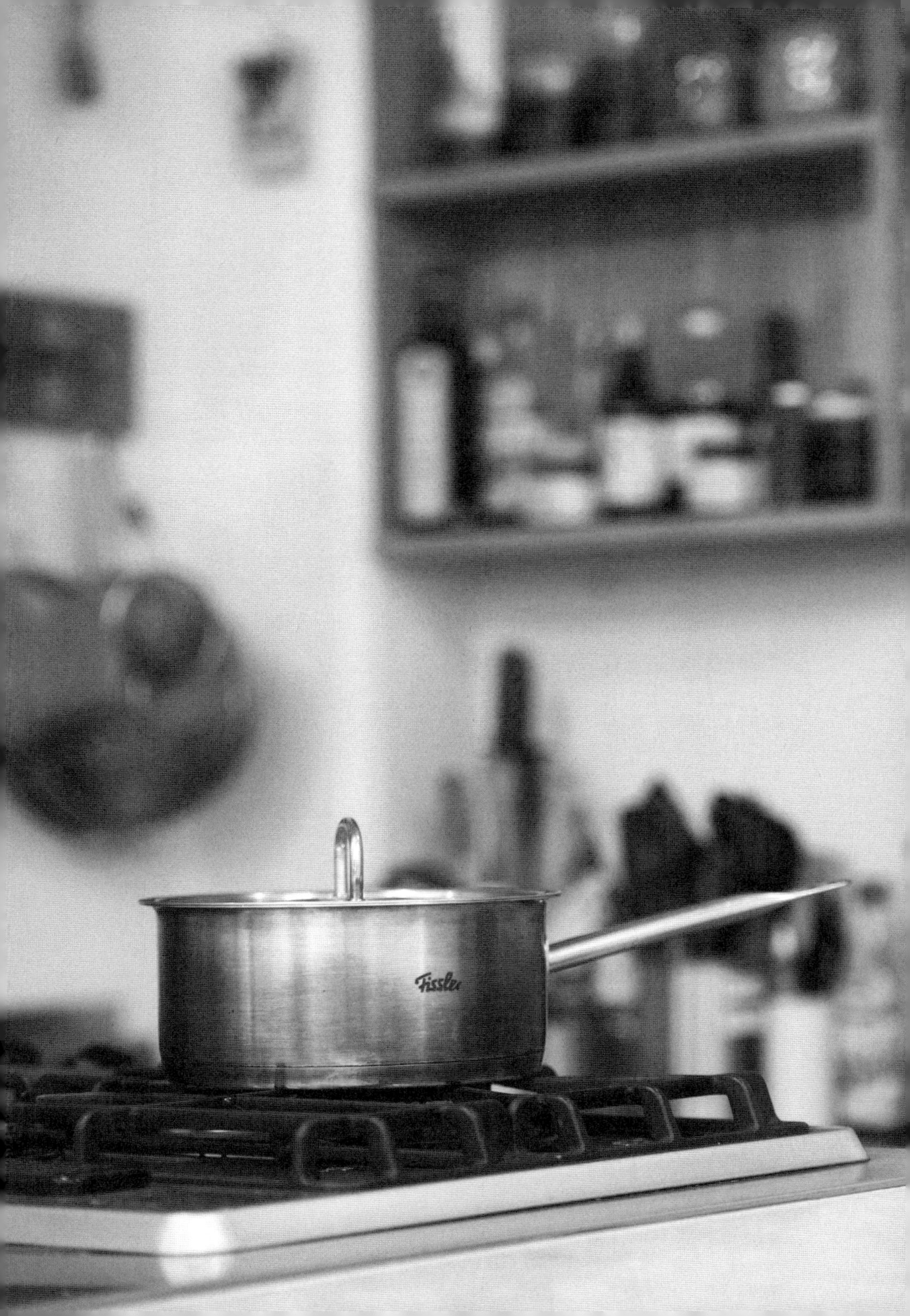

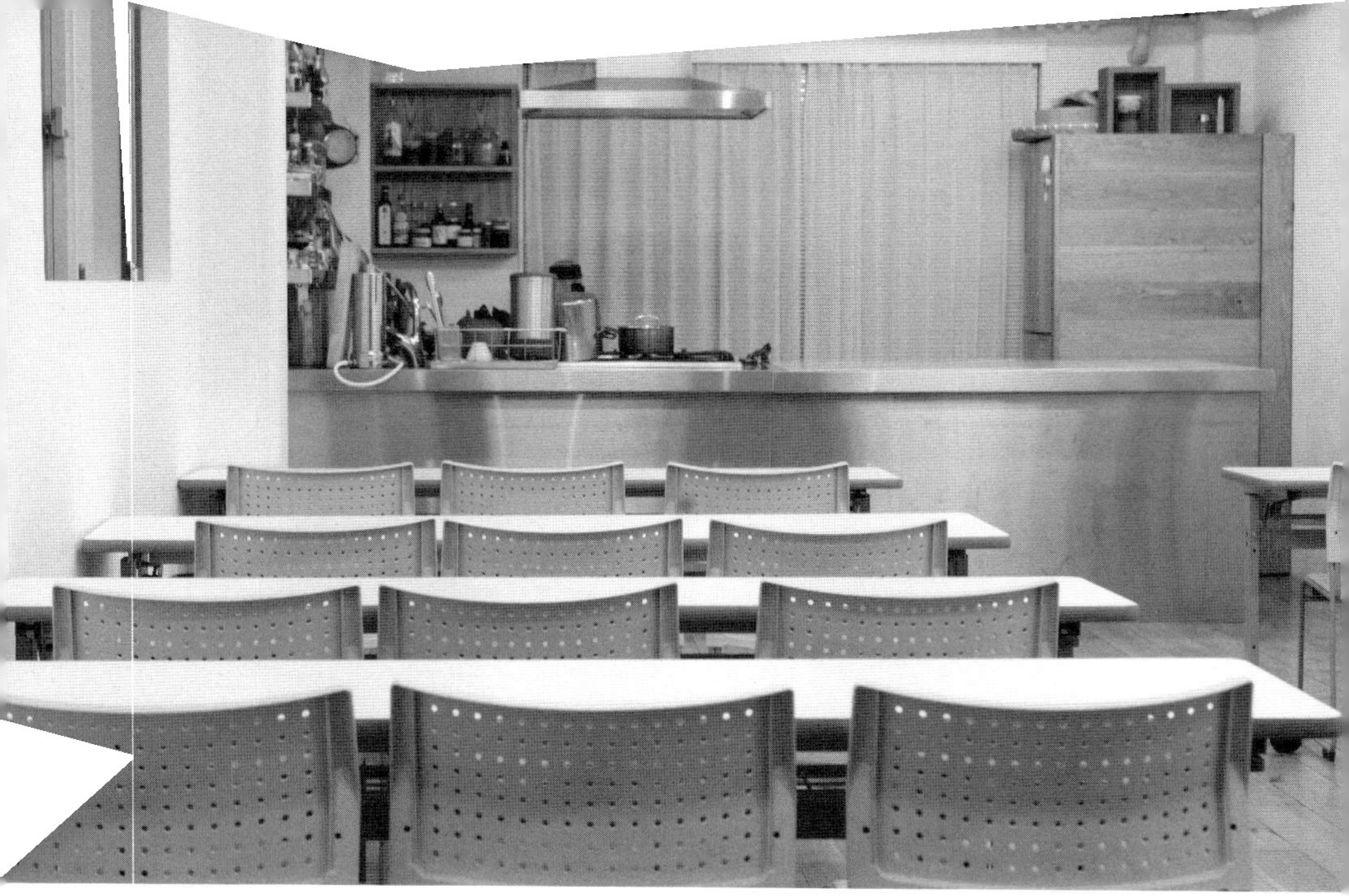

新スタジオで再スタート

かつて、ブラウンライスをはじめたとき、ロゴマークに「The Star shine where we march」という言葉をつけたことをふと思い出した。そうだ、自分の夢をあきらめたときが終わりだ。1度っきりの人生ならば、やりたいことをやろう。それでもダメなら、食堂のまかないおばさんでも何でもやって、借金を返せばいいんだ。

やはりキッチンスタジオはつくろう、と決めた。その日から、余震が続くなか、スタジオの工事の手配に走り回り、4月末、夢にまでみた、キッチンスタジオが完成した。

スタジオのデザインは、「ベジデリ」や「Kanbutsu Cafe」のデザインも手がけてくださった、友人のデザイナー・野口大二さんにお願いした。コンセプトは「お金をかけずに、とびっきりセンスよく！」というもの。20年

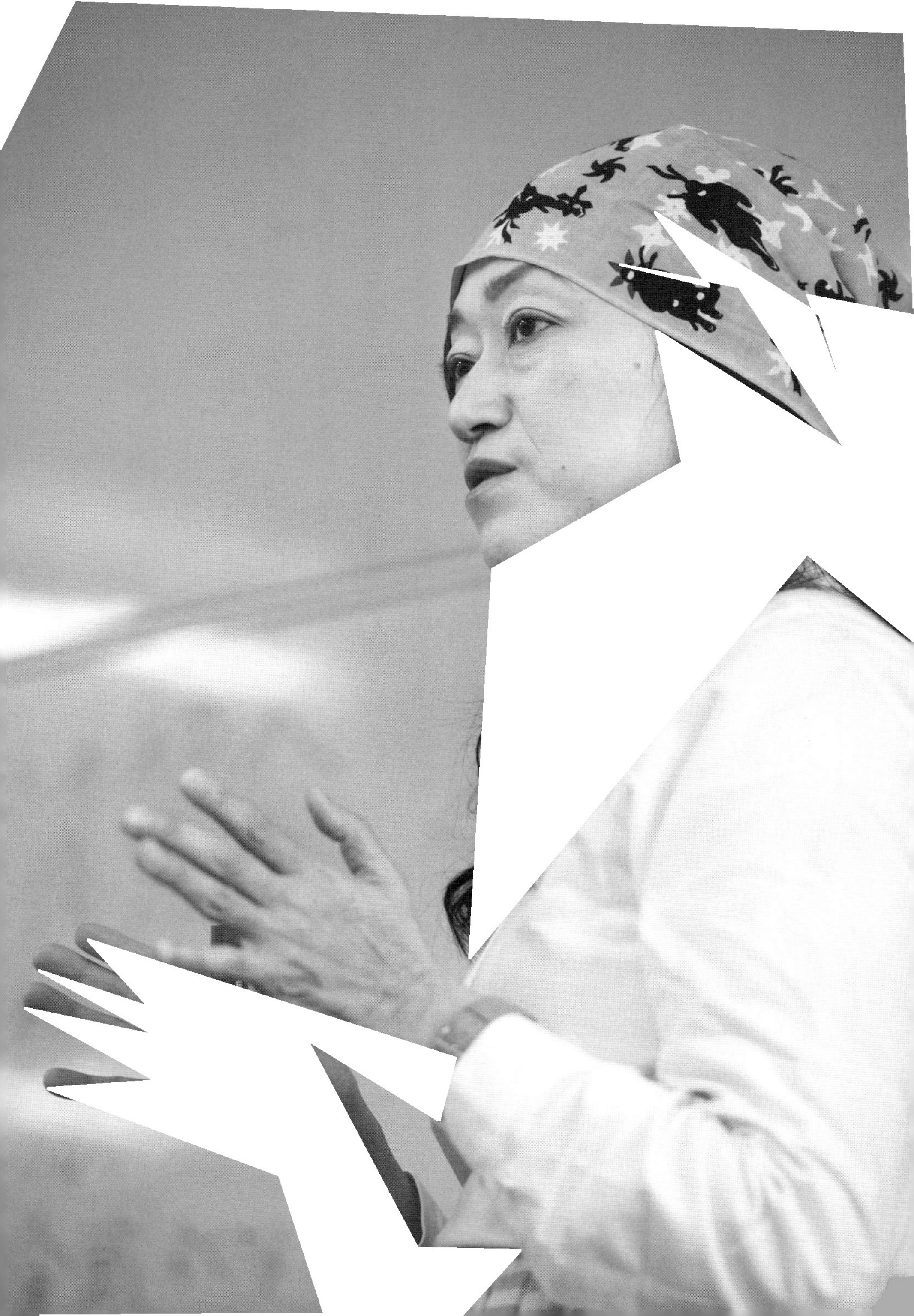

以上ものつきあいの中、野口さんは、私の環境へのこだわりやガスの炎が好きなこと、重い鍋しか使わないなど、すべてのニーズにほぼ答えてくださった。スタジオは完成したものの、基礎コースは毎月開講もままならず、集まっても数名で開講という、正直、みじめなものであった。

ときどき、折れそうになる気持ちを立ち上がらせてくれたのは、大地震と津波に加え、原子力発電所の爆発事故で被災した福島の現状だった。

報道を見るたびに、いいしれない気持ちになる。スクールの運営がうまくいかないなんて、被災地の人のことを思えばとるに足りないことだ。農業や漁業、畜産従事者のことを思うと、胸がはりさけそうになった。安全な食べ物の向こう側にあるもの、食べ物を生み出す農業や漁業を守るには、何よりその環境を守っていくことが大切なんだ。それがホールフード！　今こそ、ホールフードの考えを広げていくときだ。負けるものかと、自分をはげまし続けた。

被災地・フクシマへ

震災から半年後の2011年8月、危険区域である福島県南相馬市から料理講座を依頼された。

被災地で、母親たちの会を中心にボランティア活動をされている、高村美春さんから、「私たちは普通に生活しています。でも、お母さんたちは何を食べたらいいのか、不安でしかたがありません。祖父母世代の人や、福島で仕事をしている男性は、神経質になるな、たいしたことはないと言いますが、子どもをもつ母親としては、少しでも安全な食べ物を子どもに食べさせたい」というメールをもらったのだった。

当時、新幹線は福島までは通っていたもの、そこからの交通手段がないときで、高村さんが2時間かけ、福島駅まで車でむかえに来てくださった。人けのない山村を通り、会場へ向かった。牛のいない牛舎、荒れ放題の田んぼ、畑のまん中に漁船があったり、家の屋根に舟が乗っているようすを見ると、津波のおそろしさが伝わってきた。

参加者は笑顔でむかえてくださり、道の駅に隣接するキッチンスペースで、相馬のみなさんと塩麹と低温スチーミングの料理を楽しくつくった。たとえひとときでも、ともに料理をすることで原発事故からの不安をやわらげてあげたかった。報道でしか知らなかった私は、この地域には子どもや若い人はもう住んでいないと思いこんでいた。でも実際は、普通に子どもたちも、若者も暮らしているのだ。

空は青く澄んでいたし、空気も東京よりおいしいほどだった。豊かな緑があり、花が咲き、どこにでもある、自然が美しい地方都市。これが危険区域となった。放射能は、においも、色もないのだ。

福岡校開校ストーリー

生ごみ先生とのご縁で

第1章でも少し書いたが、２００７年の夏、かねてから交友のあった西日本新聞社の安武信吾さんの尽力で、「生ごみ先生」こと、佐世保のスーパースター吉田俊道さんと共著で本を出すことが決まった。そして、編集担当者から聞いたエピソードから、安武千恵さんと出会いがあり、その千恵さんの熱い思いから、福岡校開校へとつながっていった。

こんなエピソードだ。

「すごい不思議なことがあったんですよ、千恵さんがブログの中で、いちばん食べたいものは、タカコさんのプロデュースするＫａｎｂｕｔｓｕ Ｃａｆｅのお菓子と書きこんだら、そのお菓子が見知らぬ人から、千恵さんに届いたそうですよ。とっても喜んでました！」と。

生ごみ先生から佐世保での講演会を依頼されたとき、安武千恵さんが参加された。初対面の千恵さんは、ガラスのようにすきとおった肌と細い肩。「本物のタカコさんだ～～～」と近寄ってきて、「ハグしていいですか？」。

私と千恵さんはしっかとハグした。それから親しくメールする関係になった。

千恵さんは、「タカコさんに料理を習いたい」「ホールフードスクールに通いたい」と言う。年が明け、2008年になると、「福岡で、タカコさんの1日体験講座を開いてみたい」と、自力で参加者を集めはじめた。

福岡市内の自宅を会場とし、マイ箸、マイおわん持参の、福岡ではじめてのホールフード1日体験講座を決行したのだ。

当日、会場の千恵さんの自宅を訪れると、なんと、30名もの参加者を集めていた。私はベジブロスをとり、アラメの重ね煮、おひたしなどをつくった。

千恵さんは講座の最後に、

「タカコさんにホールフードを習いたいと思いませんか？　人数が集まったら、タカコさん、福岡に来てくれます!?」

なかばおどすように訴えた。そのとき、はじめて、「この人は、本気なんだ…」と思った。

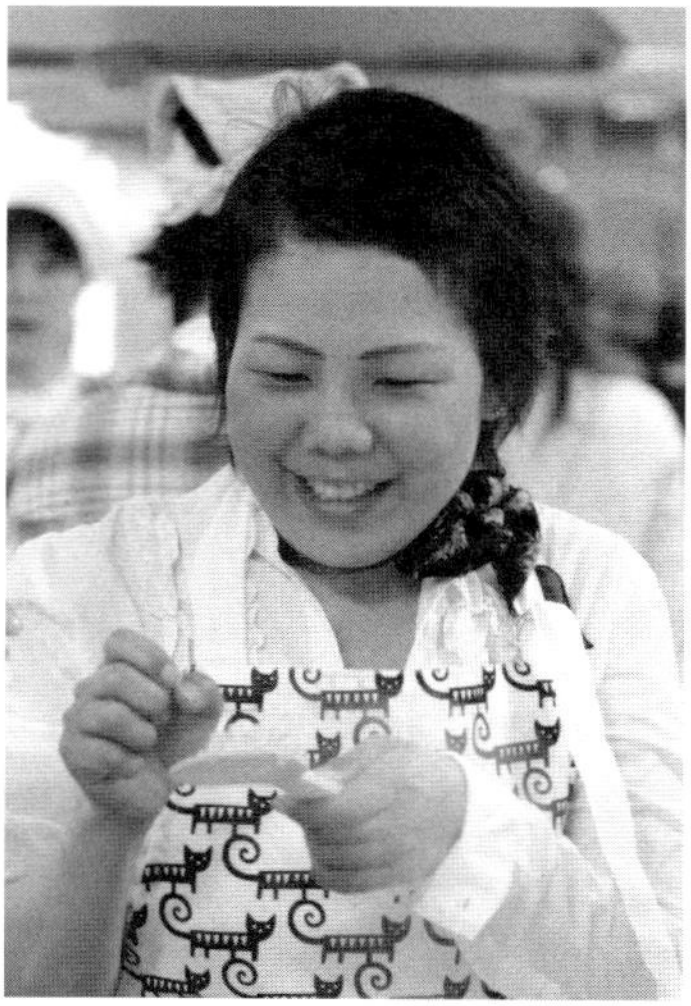

安武千恵さん

その場で、10数名の入学者が決まった。

千恵さん、ありがとう

その日から福岡校開校まで、千恵さんは福岡事務局として、会場探しから生徒たちへの連絡を、すべてひとりでやってくれた。

とてもガン患者（そうなのです、千恵さんはガンをわずらっていました）とは思えないほどの働きぶりだった。容態が悪い日もあったはずだ。「大丈夫?」と聞くと、「家で1日ゆっくりしている日もあるから、大丈夫です」と――、おそるべきガン患者だった。

そして、2008年4月、「福岡校」が誕生した。

千恵さんはたくさんの夢を語ってくれた。「いつか、タカ

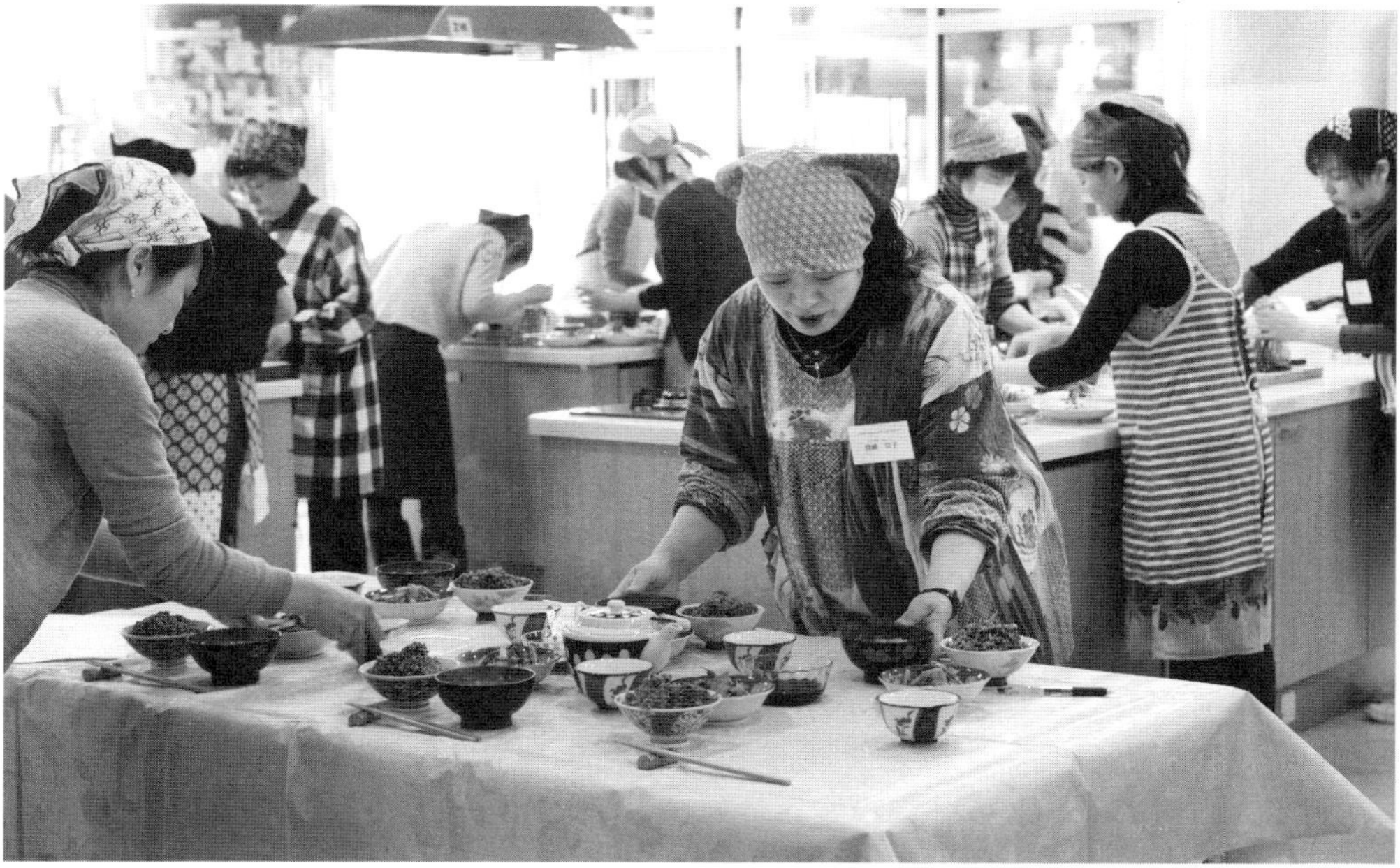

コさんと自然あふれる場所に、ホールフードカレッジをつくりたい」「料理レシピ集を出したい」、そんな夢を語り合いながら、何かに急ぐように福岡にホールフードの種をまきはじめた。その思いとは反対に、千恵さんの容体はしだいに悪化していった。

私がそのことに気づかないほど、千恵さんは明るく私をはげまし続けてくれた。

２００８年7月11日、夫の信吾さんから電話が入る。「タカコさん、千恵が亡くなりました」と小さな声がきこえた。絶対によくなると信じていたので、かえす言葉も見つからなかった。享年33歳の若さだった。

千恵さんのいない福岡で、私は再び、心に決めた。千恵さんとの約束を守っていこう。私を福岡に呼んでくれた千恵さんへの恩返しだ。ホールフードを伝えていこうと。

なぜなら、千恵さんは自分の娘・はなちゃんのためだけではなく、次世代に安全な食と豊かな自然のある平和な社会を残していくことを望んでいた。

「ホールフード」というキーワードでつなげていこうとしていたからだ。

こうして私は千恵さんへの思いを胸に、毎月福岡に通っている。

2013年春、福岡校は8期生をむかえる。

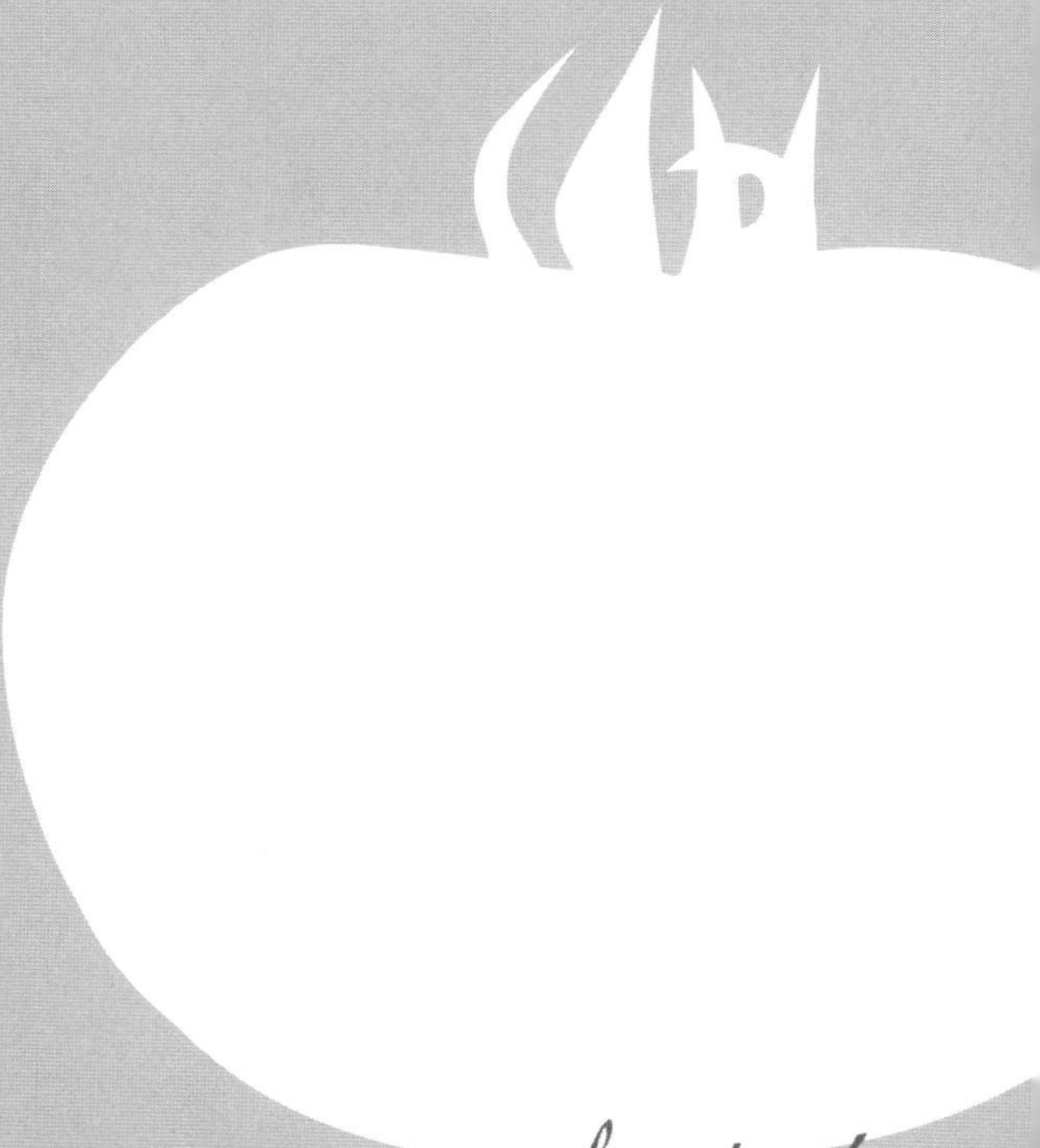

chapter.4

スクールで伝えたいこと

カリキュラムのできるまで

自分が習いたかったことを

私はとにかく、スクール好き、カルチュアセンター好き、習いごとが大好き。小さいころから、そろばん、習字、ペン字、詩吟、編み物と…あちこちに習いに行っていた。

もともと中途半端がいやで、どんなことも「きわめたくなる」性質があるようで、料理教室も、リマ・クッキングスクールをはじめ、あちこち通った。でも…、料理を習いに通っているのに、調理器具や台所洗剤、水道の水など、料理以外のことが気になってしかたがなかった。そして、講師に「なぜ、この鍋を使っているんですか?」「水は気をつけなくていいんですか?」などの質問をちょいちょいする、いや～～な生徒だったかもしれない。

どんな質問にも答えられる講師になろう。それが、「タカコ・ナカムラ　ホールフードスクール」のカリキュラム。そして、私自身が知りたいことを学べるスクールにしよう。

プロの料理人をめざすなら、調理師専門学校へ行ったほうがいいだろうし、レシピを増やしたいだけなら、駅前のクッキングスクールで十分。なぜなら、ホールフードスクールのコンセプトは、「健康をつくるため」だけではないからだ。

ホールフードスクールのウラ看板は、「21世紀の花嫁・花婿学校」だと思っている。花嫁・花婿というより、これから大人になるあなたへ、これだけは知っていてもらいたい料理と暮らしの知恵が、ホールフードスクールのカリキュラムそのものなのだ。

「いい大人」になってほしい

料理をつくるときには、食材の選び方だけでなく、調味料や野菜の選び方も絶対知っておきたい。そして、余分なものを買わないようにしたいから、買物の心得も身につけてほしい。そう、原材料ラベルの見方も知っておく必要ある。また、食器を洗うときは、合成洗剤より、環境に配慮した石けんや重曹、クエン酸を使ってそうじをする方法も知っておきたい。

電子レンジって、からだに悪いのはなぜなの？　○○は危ない、○○は食べてはいけないと、単なる「おどし」のような話に終わらせるのではなく、だれもが受け入れられるように、きちんと理論立てて伝えよう。

さらに、ただ安全なものを買い求めるのではなく、安全でおいしいものが食べたいなら、野菜や米をつくってくれる生産者に心を向けよう。土や水を大切にする「魂」をもたなければ、豊かな自然は継続していかないことをしっかりと伝えていこう。

近ごろの若者は…と批判する前に、私たち大人はどうなのか考えてみよう。電車で、平気で携帯電話をするおばさんや、道路にタバコを投げ捨てるおじさん。ルールをちっとも守らない大人があまりにも多い。料理をしない母親も増えている。離乳食を手づくりしない母親に育てられた子どもが大人になって、はたして料理をつくるようになるだろうか。学校でも受験に関係ない家庭科は、授業時間を削られつつある。

私は、「いい大人」になってほしいから、そのために、これだけは知っておいてほしい項目を、スクールカリキュラムに加えていった。

そして、できれば、それぞれの専門の方に教えてもらいたい。そうした思いから、「タカコ・ナカムラホールフードスクール」にお迎えした講師陣の先生方だ。どの先生も、それぞれの業界ではトップの方であり、こんなちっぽけな教室でお話しされるような先生ではない。それが毎回、こころよく教えてくださっているようすを見るたびに、私は頭が下がりっぱなしだ。

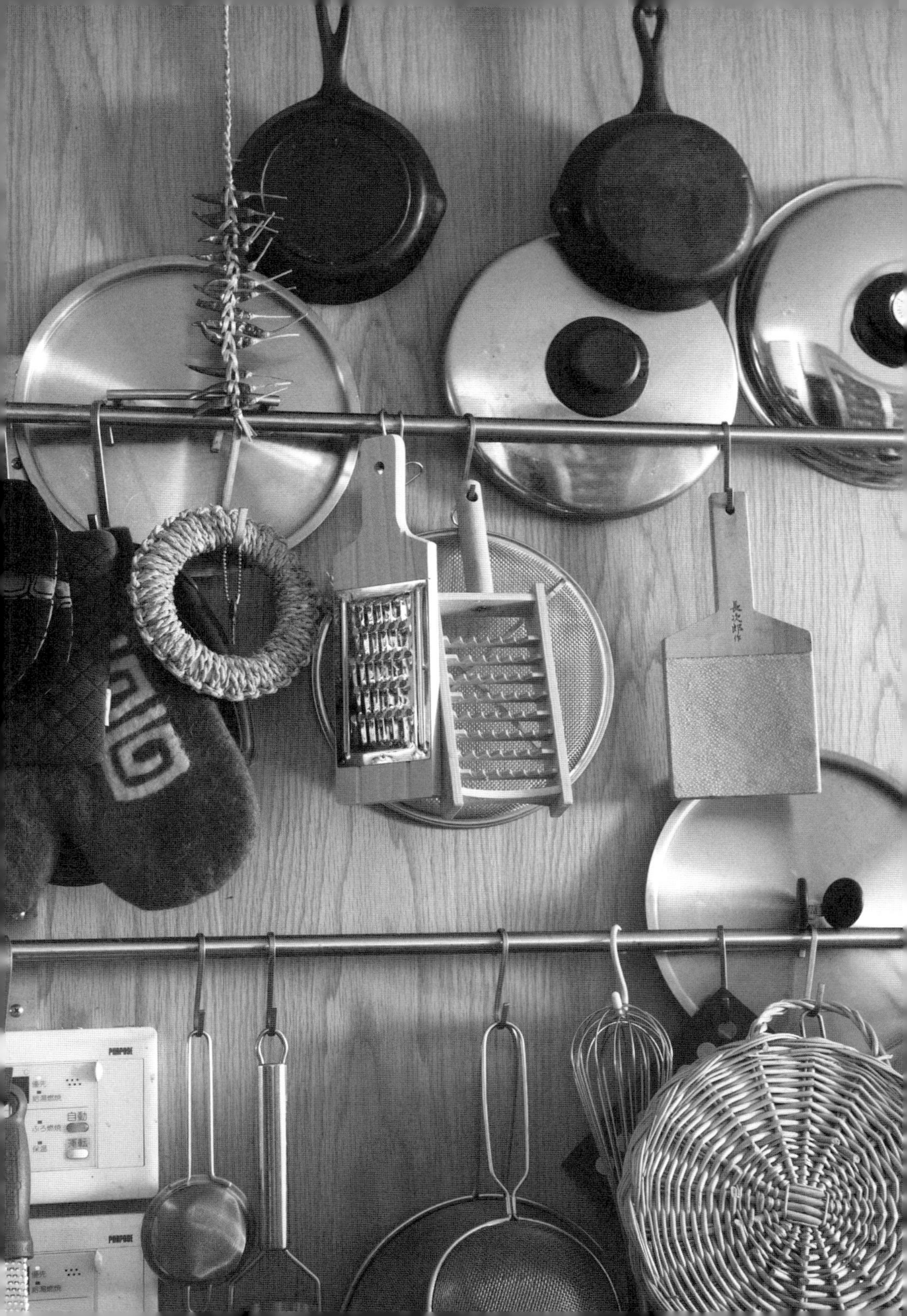
長次郎作
PURPOSE
自動
PURPOSE

この先生方が教えてくださる限りは、このスクールを次の世代まで続けていこう！　と熱く思うのだ。

“気づき”のタイムラグ

スクールの生徒さんたちの年齢はさまざまだ。

結婚や出産をひかえ、健康を身近に意識している女性だけでなく、最近では熟年層の生徒さんも増えている。私と同じ世代の女性たちは、キャリアウーマンのハシリであり、母親となって、料理をあまりしなくても、今まで何とかなってきた人たちも少なくない。核家族化が進み、ぬか床、手前味噌などを知らない世代だ。

その世代の人たちは、自分の娘に料理をきちんと伝えていきたい、しっかりと生きる術を伝えていきたいという願いから、スクールに通うようになったと話されている。中には、夫や親が病気で、食事をきちんとみなおしたい、リセットしたいと通う方も増えてきた。

だれもが健康や人生の価値観に、ふと気づくときがある。それは、タイムラグがあって、気づいたときがホールフードのはじまりの日。それでいいのだと思う。

スクール生は女性が圧倒的に多い。数少ない男性陣は、骨太！　まちがいなく、イケてる男性になるはずだ。女性は毎月生理があり、結婚や出産など、いのちと向き合う機会が多い。反面、男性は、自分の健康を考える機会がきわめて少ない。

たいていの人は、大病になってはじめて、食べ物やライフスタイルの大切さを痛感する。病気になる前に、食の大切さを気づいてほしいから、男性ウエルカム！

平均寿命は女性の方が長い。妻に先立たれた夫の死亡率が高いのも、料理をしない男性のふがいなさが原因ではないだろうか。野性動物は、エサを自分で確保できなくなると、死に通じるという。人間も、自分が食べるものは自分でつくるのが基本です。

「食べることは生きること」。食の大切さをもっと伝えていきたい。

料理は健康への最短距離

料理をつくろう

スクールの講座では、耳にタコができるほど、「料理をしましょう」とくりかえしている。

自分で料理をすると、食材を買うことになる。えっ、スーパーなどに買物に行って、食材を買わないのですか？　と、疑問に思う人もいるかもしれません。でも最近の人は、食材そのものを買うのではなく、できあいのお惣菜や半調理品、レンジでチンするだけで食べられる冷凍食品を買う人が多いのが実情だ。お茶のいれ方がわからない若い母親が増えているけれど、それは、お茶＝ペットボトルのお茶しか飲んだことがないからだろう。

このように、今は、料理をしないでも生きていける時代になっている。

でも、料理をするようになると、だれかに食べてもらいたくなる。愛する家族や、大切な人のために料理

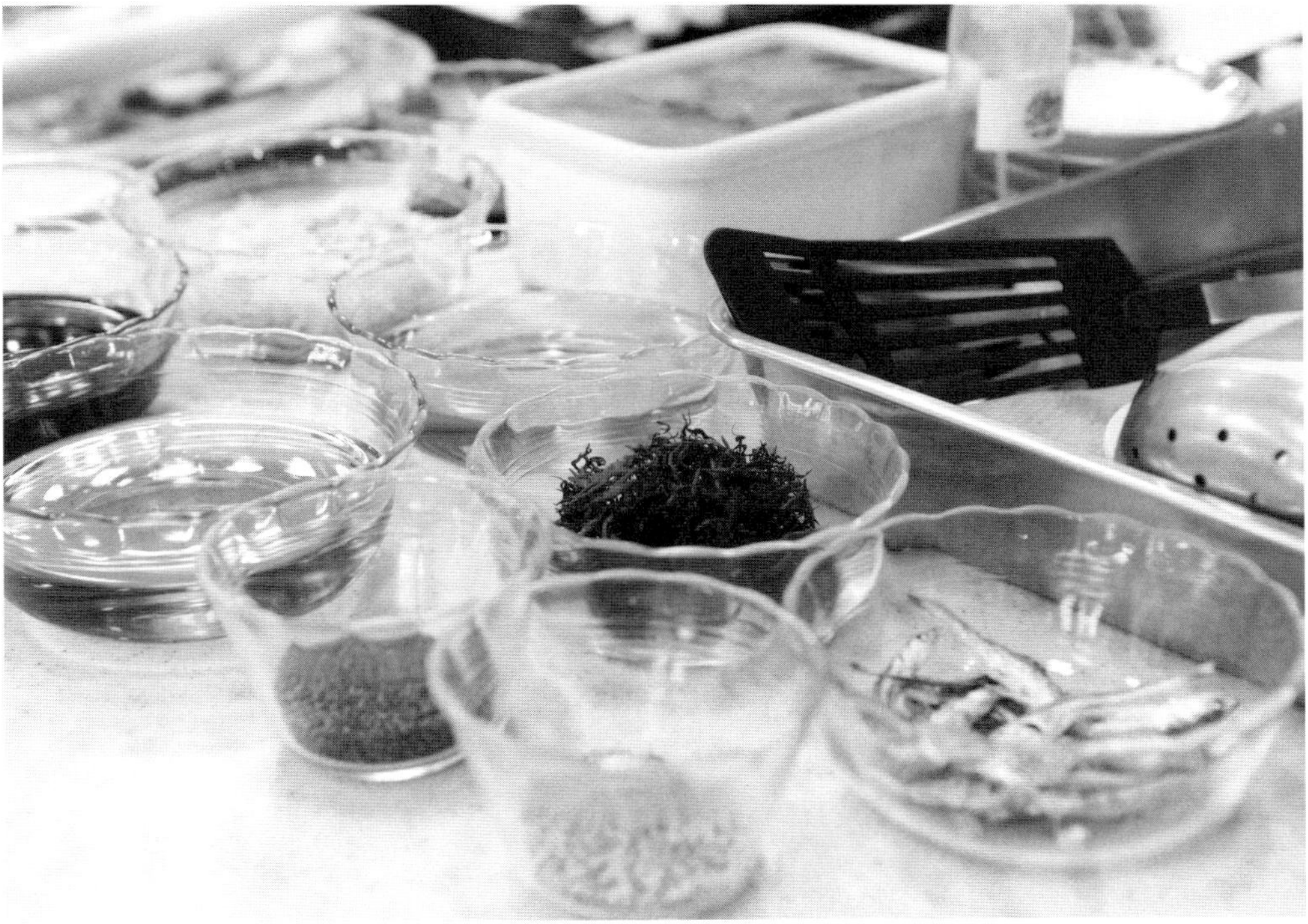

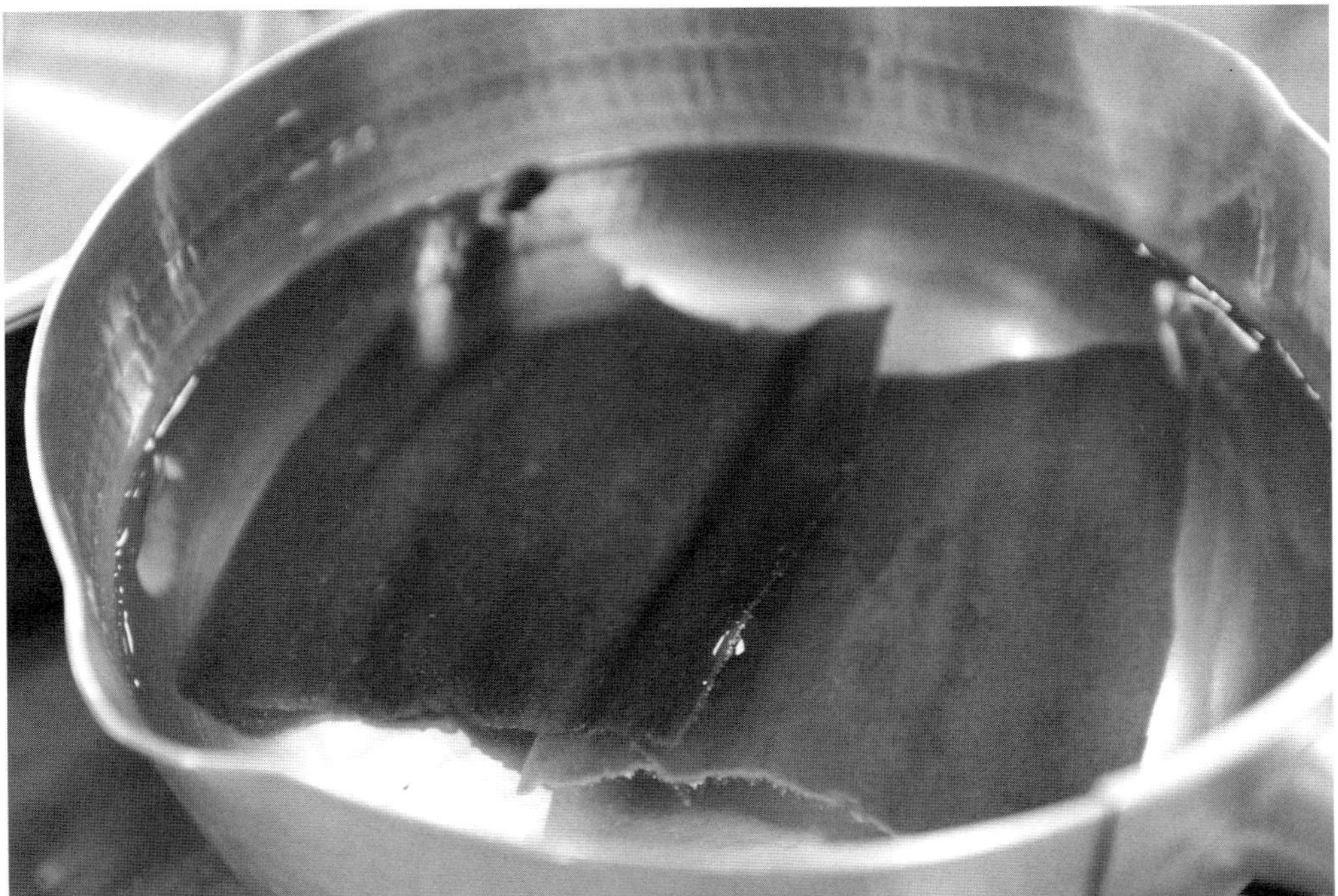

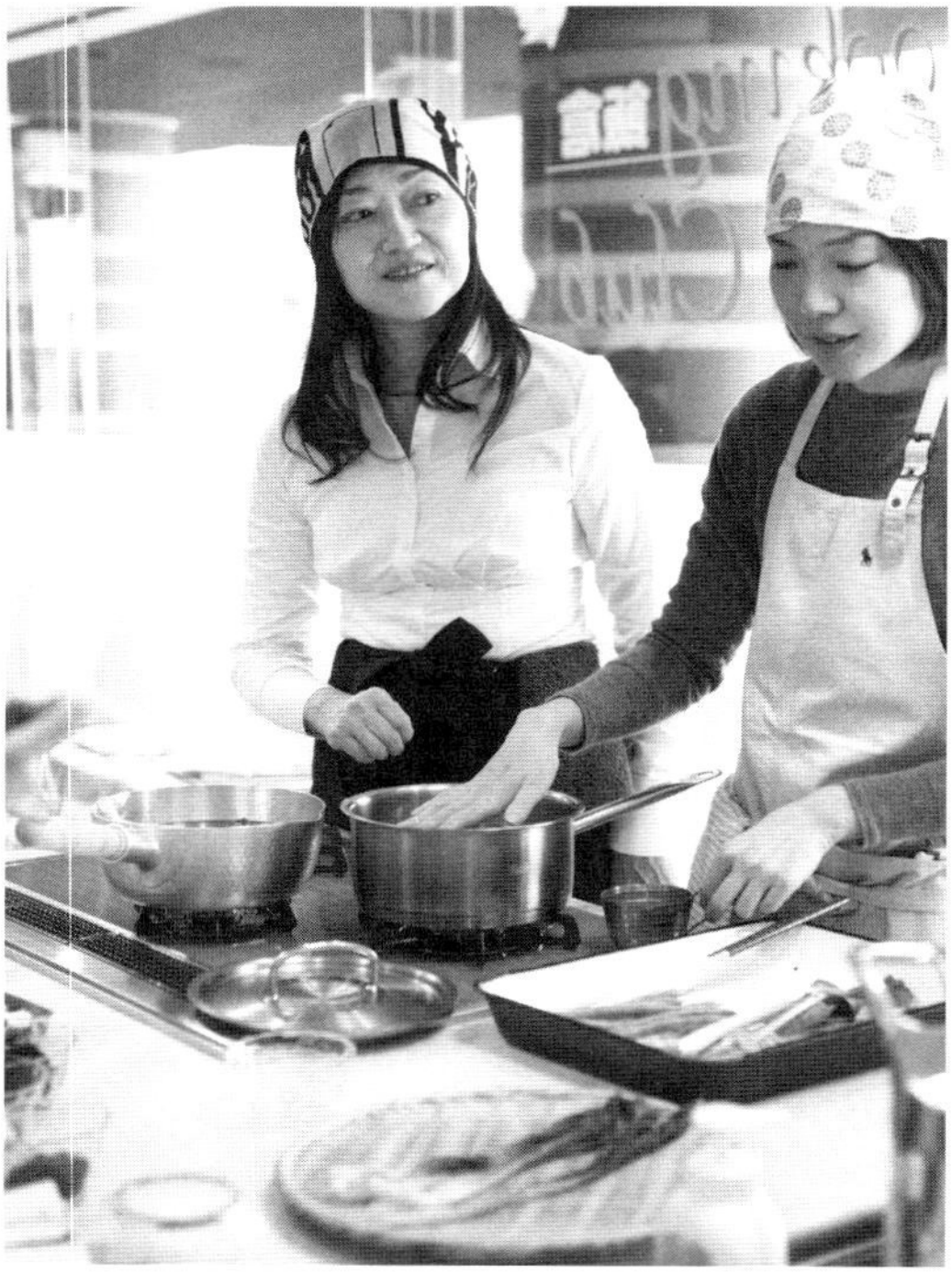

をするとき、輸入野菜と国産野菜が並んでいれば、当然のように、安全な国産野菜を選ぶでしょう。できれば、地元の野菜を使いたくなる。そう、自給率アップの運動は、料理をすることからはじまります。

自分で料理をするようになると、安全な調味料や食材に、おのずと興味がわいてくる。料理をすることで、農業のこと、環境のこと、いろいろなことが見えてくると思う。

楽しく食べたい

健康のはじまりは、日々の食卓からだと私は思う。オーガニックの食材を食べれば健康になる、ということではない。オーガニックにこしたことはないが、「何を食べるか」より、「どう食べるか」なのだ。

以前は、安全なモノを食べることが私のゼッタイ条件だった。年齢を重ね、経験をつんでいくと、「楽しい」「うれしい」の食事がいちばん大切だと実感するようになった。玄米がからだにいいからと、家族とは別に自分の分だけ炊いて、黙々とかんで食べる。かむから会話もなし。シーンとして、ときたま箸をおく音だけが響くのではなんだかさびしい。健康にもいいはずがない。

楽しく食べるためには、盛りつけ方や、器の使い方にも気を配りたい。

スクールの講師のひとり、帝京平成短大の稲津教久先生は、「経皮毒」を指摘されている。口からの経口吸収は、肝臓を通過するのでデトックス（解毒）ができるが、経皮、つまり皮膚からの吸収や、呼吸からの吸収は、デトックスしにくいという。農薬や危ない化学物質が室内外の壁やカーテンなどに使われていることを知り、できるだけ化学物質を使わない暮らしをしていくことが大切です。

食へのこだわりだけでなく、ライフスタイル全体を考えていかないと、健康的な暮らしはできない。その生活術をまるごと学ぶのが「タカコ・ナカムラ ホールフードスクール」です。

頼もしいスクール応援団

生産者が先生

発酵・醸造、そして農業、すべての私の知識のモトは、生産者との出会いから芽生えたもの、といっていい。いまでこそ、インターネットによって地球の裏側の情報までがただちにわかる時代だが、私がこの世界に入った１９８０年代は、携帯電話もなし、パソコンもなし。だから、生産者のことを知るためには、直接、ひとりひとりを「訪ねる」ほかなかった。

お菓子工房をやりはじめたころは、小麦粉や卵、ドライフルーツ、塩、砂糖など、素材の安全と製造工程をチェックするには、現場に行くしかなかった。とにかく、全国を訪ね歩いた。

生産現場に行くと、文字や写真では伝わらない、技術と知恵を見ることができた。そして何よりも、つくり手の「人となり」にふれることができる。今は、パソコンやスマートフォンの時代になり、だれかを訪問するときでも、メールで申しこむ人が多い。でもそれって、相手に失礼ではないだろうか。

電話をかけて、相手のようすを確認し、スケジュールを調整してもらい、先方の仕事に支障がない範囲で訪ねる。これが基本だと思う。しかし、今どきの人は、生産者に会いたい！　という思いが先走り、農作業が忙しい時期でもおかまいなく訪ねてしまう人が多いように思う。

ある有機農家から聞いた話だが、有名なエコ系企業が社員研修として畑を訪ねてきたときのこと。社員にとってははじめての農業体験だそうで、靴でどんどん畑にはいり、大根やたまねぎを抜き、バーベキューをやって東京へ帰っていった。帰った後、畑は靴でかたく踏まれていたという。そして後日、スタッフからの寄せ書きのお礼状が届いたそうだ。これでは小学生の遠足ではないか。

その農家の作物をしっかりと紹介するとか取り引きにつなぐとか、それが生産者への感謝とお礼だ。

私がこんな辛口コメントを言うのも、私自身、かつてそういう若者だったからだ。反省の意をこめてみなさんにお願いしたいのだ。畑や農家の訪問は、エコレジャーではないことをよく理解してほしい。

私は、１９８９年に起業してから、どれだけの生産者にお世話になってきたことか。私は生産者の語りたいことを、代弁するような役割をしたいと思うようになった。そして生産者のみなさんが丹精こめてつくってくださった農作物を、おいしく料理する方法を伝えていくことが私の役どころだと思うようになった。

伝統工芸には、「人間国宝」という栄冠がある。私が全国を歩いて出会った、こだわりの生産者たちは、国宝に値する技術と知恵をもっていると、私は確信している。

農薬を使わないでカブトガニの肥料で米をつくる、益子の生命農法研究会 故・高橋文夫さん、奇跡のりんごで知られる、青森県弘前市のりんご農家・木村秋則さん、缶蒸しでこんにゃくをつくる大野屋のよっちゃん、米麹から酵母パンをつくる味輝の荒木和樹さん、無農薬米から米酢を醸造している、京都府宮津市・飯尾醸造の飯尾毅さん、みんな日本の食を守りつなげていく人間国宝だ。

その思いを胸に、私は2008年、一般社団法人ホールフード協会を立ち上げた。まだまだ中途半端な啓蒙活動団体ではあるが、次の世代へ、この日本のすばらしい食文化をつなげていきたいと思う。

食卓からの「生教育」

私は毎年、北九州市の助産師・内田美智子さんと「食卓からの生教育」をテーマに、若い人たちに向けて食の大切さを伝える講演会を全国で開いている。

その講演は、ハンカチが離せない講演としても有名で、私も何回聞いても泣いてしまう。内田美智子さんは、ご主人の克彦さんと福岡県行橋市で産婦人科医院を営まれており、助産師として30年以上もの間には、

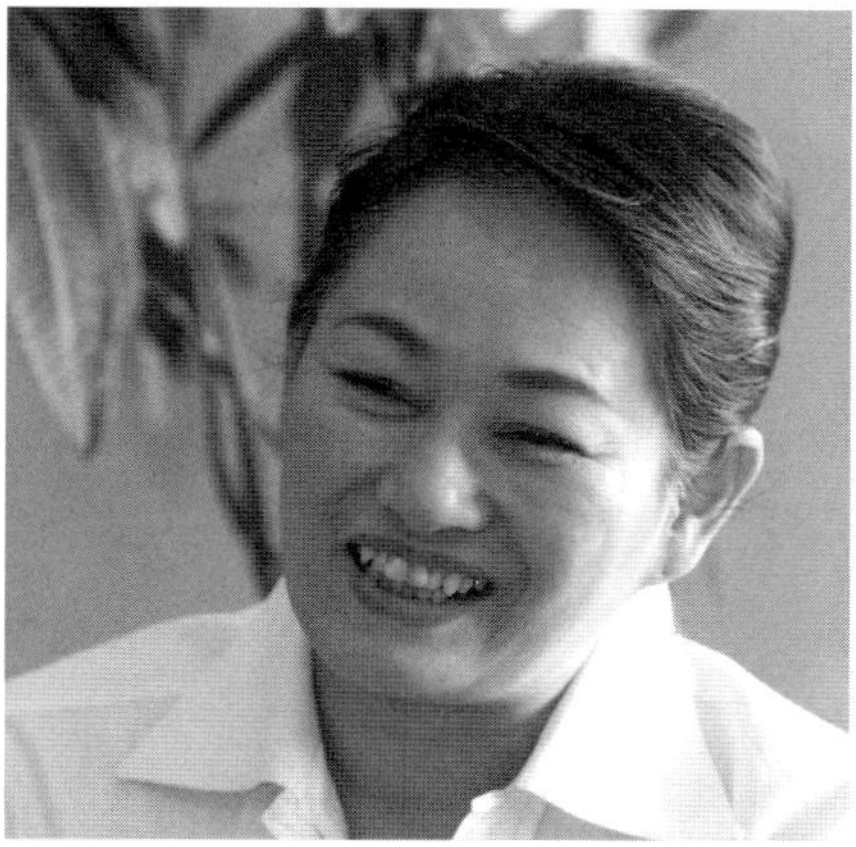

内田美智子さん

うれしい生命の誕生ばかりに立ち会ってこられたのではない。

近年、性体験が低年齢化し、最年少では14歳の出産もあったと話される。妊娠、中絶をくりかえしたり、デートDV、性病などの感染症など、性的なトラブルをもつ若い女性たちの共通点は、「食卓が貧しい」ということだったそうだ。「貧しい」とは、安いものを食べているという意味ではなく、「食卓」がないのだ。

あふれるほどの食べ物があっても、心がひもじい女子が、自分の存在を認めてほしいと性体験に走ってしまう。内田美智子さんは助産師として、日々の食事の大切さを訴える講演活動を続けながら、毎日の食事がカラダをつくり、心を育てる。カラダをつくり、心を育てて、いい恋愛をし、すばらしい伴侶に巡りあってほしいと訴えられている。

だから、「性教育」ではなく「生教育」。

料理をつくらない大人、忙しいからとコンビニ弁当や、できあいの惣菜ですませたり、ピザや寿司のデリバリーを食事代わりにする親たちが、性に問題のある若い子たちの行動の引き金になっているのではないかと話されている。

若い子の多くは、「いまどきの子は…」と、親たちから責められるけれど、いや、ちょっと待って。むしろ親や大人たちに問題があるのではないか。その貧しい食卓が問題なのではないかと、内田美智子さんも私も感じている。

どう食べるかが大切

内田美智子さんは講演のなかで、家族の食事のために、コンビニ弁当を買うことが問題なのではない。コンビニ弁当をそのまま食卓にのせることが、問題であるとよく話される。仕事に追われ、食事の準備ができないとき、たとえコンビニ弁当でも、それを子どものおわんに移しかえてあげる。コンビニの割りばしではなく、子供の箸を出してあげるだけでも、いのちがつながる食事に変わっていくと。

もっとも、私には子育て中、あまりに食事にこだわりすぎたという、苦い思い出がある。

それは、息子が保育園に通っているときのこと。仕事がおそくなっても、食事だけはなんとか安全なものを食べさせたいと、手を抜くことはしなかった。

そんなパツパツの暮らしぶりをみた姉が、私にこういった。

「すけちゃん（息子の名前）はお母さんと話したいし、もっと遊びたいんだよ。でも、あんたは、帰宅したら、とにかく食事の準備に追われちょる。安全な食べ物かもしれんけど、たまには、コンビニ弁当でもええんじゃない？　その時間、だっこして、遊んであげるほうが喜ぶっちゃ」と。私は、そのとおりだと、後になってずいぶん後悔した。

姉にアドバイスされてからは、遅くなったときは、ときどき近所の食堂に息子と食事をしにいくこともあった。そんなときは料理や後片付けをしないでよい分、息子といろんな話をして盛り上がることができる。

食べ物は、何を食べるかではなく、どう食べるかの方が、もっともっと大切なんだと思う。

「まほろば」の宮下洋子さん

北海道札幌市の自然食品店「まほろば」を営む宮下洋子さんと、はじめて出会ったのは、２００３年のことだった。ひとめぼれとは、異性にあてはまる言葉なのかもしれないが、私はたぶん、宮下洋子さんにひとめぼれしたのだと思う。

それから、何度か札幌を訪ね、農園を訪ね、交流を続けていた。宮下さんから、「この年になって親友ができたことが何よりうれしい」という言葉をいただいたとき、私は涙が出るほどうれしかった。

宮下さんと私の共通項は、マクロビオティックの創始者・桜沢如一先生の大ファンであること。宮下さんは直接、桜沢先生の指導を受けられた、生粋のマクロビオティック実践者で、最後の桜沢門下生といってもいいかもしれない。

２００６年に、「タカコ・ナカムラ ホールフードスクール」として独立開校したとき、スクールのカリキュラムに「マクロビオティックの教え」を組み入れるかどうか迷いがあった。当時は空前のマクロビオティックブームで、生徒さんからの要望も多かったが、いっぽうで、かたより過ぎたマクロビオティックの食事で、体調をくずしている若い女性も増えていると感じていたので、自分なりに、マクロビオティックをわかりやすく伝えていこうとした。

宮下さんの「インテグレートマクロビオティック講座」を開講する中で、私はマクロビオティックの「陰陽の概念」の矛盾に気づきはじめた。そして２０１２年４月、マクロビオティックの理論をスクールのカリキュラムからはずすことを決めた。

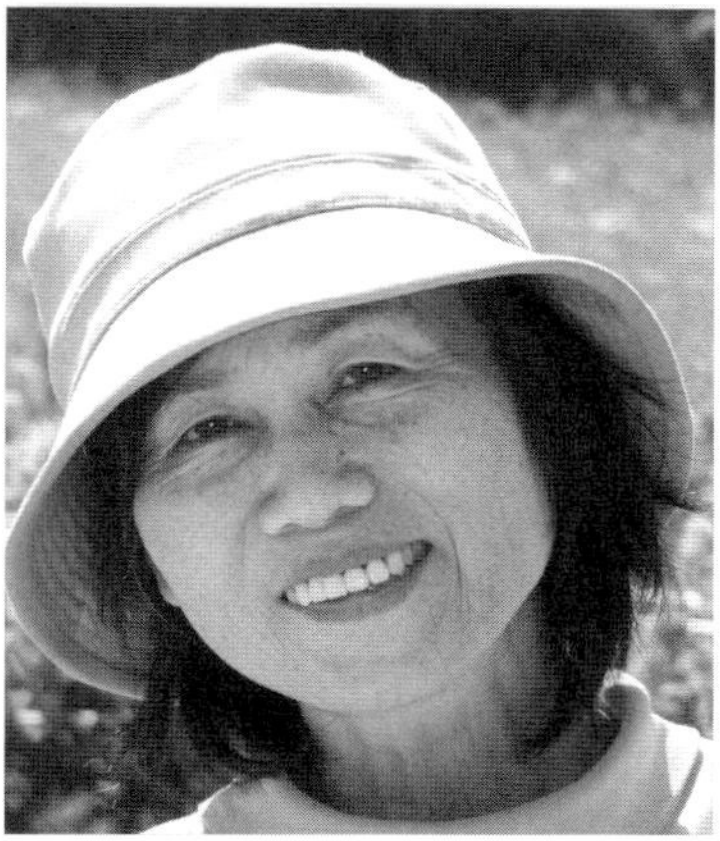
宮下洋子さん

ぬかや油、炭水化物のとり方にはじまり、菜食のデメリット、食べ物とは何か？　まで、宮下メソッドを理解するには、5年の歳月がかかってしまった。いや、いまだ、宮下さんの足もとにも及んでもいないかもしれないが…。

マクロビオティックは「治療食」だ。具合が悪いとき、体調がすぐれないときは、優れた調整法であると思う。でも、体調が回復したら、続けてはいけないのではないだろうか。そのことに気づくまで、何十年もかかったのである。

宮下メソッドは、進化を続けている。変化というより、よりグローバルな世界に向かって進んでいると思う。

恩師である桜沢先生に反していることでは決してなく、先生の理論を今のライフスタイルに合うものに、宮下さんが上書き更新されたものが「インテグレートマクロビオティック」と考えて、宮下さんの講座名とした。それは、マクロビオティックのすばらしさや、桜沢先生にたいする尊敬の気持ちを添えたいという思いからきている。

宮下さんは、「まほろば自然農園」の農園主でもある。真黒に日焼けした笑顔は、60歳を越えているようにはとても見えない。「顔の色が黒いのは、悪い油のとりすぎで、ではないですからね」とつけ加えられる宮下さんは、なんだかいつも、少女のような表情をされている。

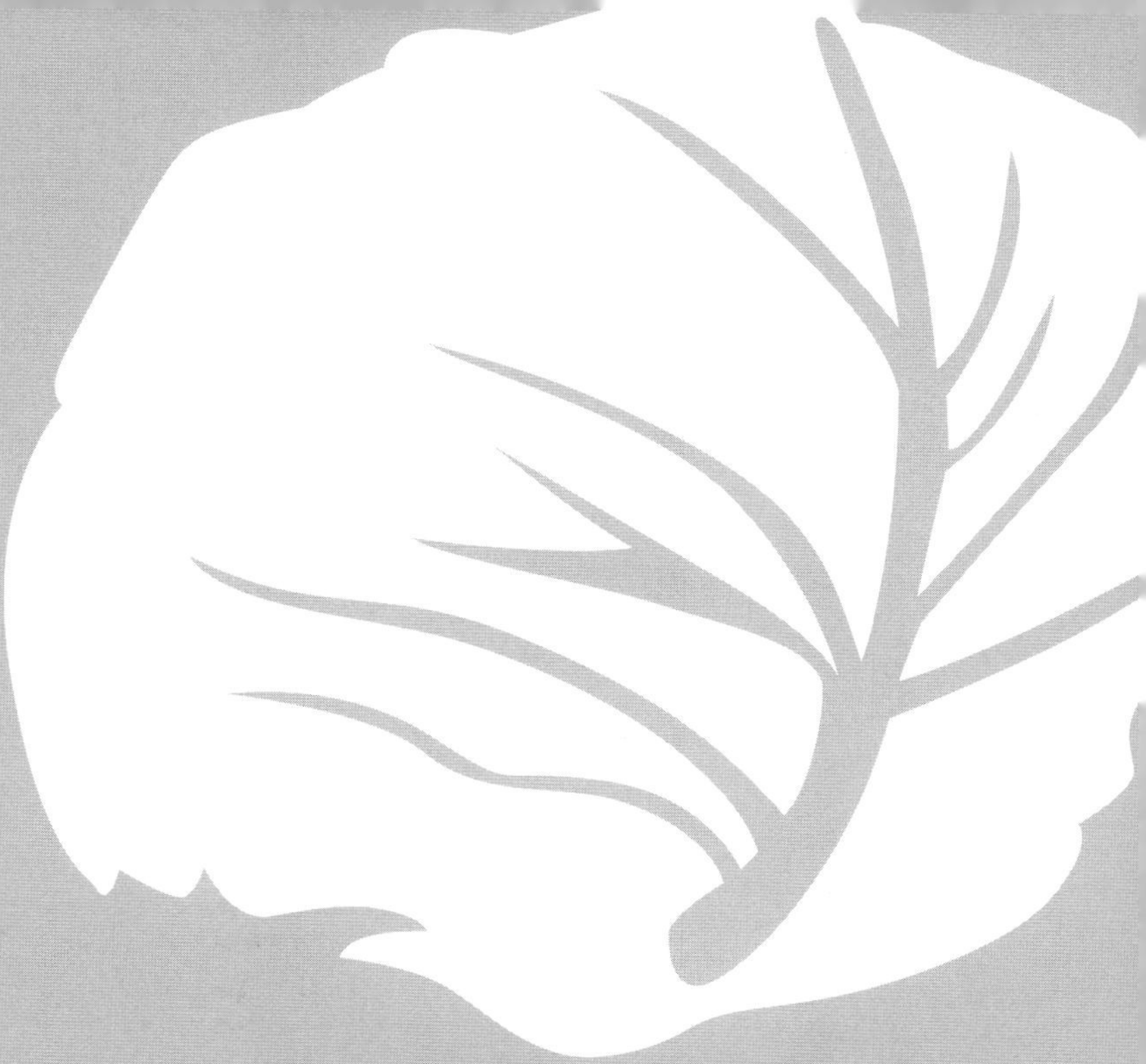

chapter.5

私のホールフードライフ

いつもさっそうとした姿で、ホールフードスクールの講師や、料理家として雑誌やテレビの仕事にうちこんでいるタカコ・ナカムラさん。普段の暮らしのこと、主婦として気づかいしていること、自分のための楽しみのことを聞きたくて、ご自宅におじゃましました。

「手当て」ということ

クスリは自然のものを

——風邪をひいたときは早く治したくて、とりあえずクスリを飲むのですが、タカコさんはどうしていますか?

「風邪をひいたら、飲み薬や解熱剤、せき止め薬、花粉症になったら、抗ヒスタミン薬や点眼薬、点鼻薬など、からだにトラブルがあると、すぐクスリにたよる人が多いですよね。でも、それでいいのかな～と思うんです。だって、ほとんどのクスリは、野菜や穀物などの食べ物とは縁もゆかりもない化学物質でつくられているでしょう。だからかな、体調が悪いからといって、すぐにクスリを飲むことに抵抗があるのは。

それより、毎日の食事を大切にしたい。体調をくずしたときは、食べ物からつくられている、原材料のわかるクスリで、できるだけ治したいと思います」


――原材料のわかるクスリとは？


「風邪をひいたら、梅干しと番茶としょうがで「梅しょう番茶」をつくって飲んだり、葛根湯を飲んだり。本くず、れんこんの粉、しょうが粉も常備してます。

花粉症などで、のどがいがらっぽいときは、少し塩を入れた「塩番茶」でうがいをしたり、塩番茶をタオルにひたしてしぼり、まぶたの上にのせる温湿布も目の疲れがすっきりします。ぜひ試してみてください。

おなかの調子がわるいときは、青梅を煮つめてペースト状にした「梅肉エキス」をお湯にとかして飲んだり、疲労感がたまっているとき、おなかが痛いときには、こんにゃくをゆでたのを、乾いた布でくるんで首や背中に当てる「こんにゃく湿布」、切り傷には、水でうすめたニガリのスプレーが効きます。

息子が小さいころ、ケガをしたときに、ぐっすり寝ていると思って、そっとニガリのスプレーを吹きかけたら、痛かったんでしょう、飛び上がって目を覚ましたことがありました（笑）」

「見守る」子育て

――息子さんの話が出ましたが、「タカコ流子育て」をお聞きしたいです。

「子育てといっても、特別なことはしてませんが……、できるだけクスリにはたよらないで育てましたね。あせもが出たら、モモの葉を煎じて冷やしたり、からだをふいたり、虫歯で痛がったら、玉ねぎのすりおろし汁をつけていました。中耳炎のとき、あたためたゴマ油としょうがのしぼり汁を練り合わせた、手づくりの軟膏を耳にぬって治したこともあります。

熱が出たり、下痢をしたときも、よほどひどくない限りクスリは使いませんでしたね。というのは、熱が出るのは、わるい細菌やウイルスをやっつけている証拠、下痢はからだのそうじなので、止めないほうがいいと思うからです」

――そうは言っても心配です……。

「クスリにたよらない分、息子が体調をくずしたときは、体調の変化をよく観察していました。そして、症状が急変したり、いつものかぜとは違うなーと感じたら、すぐに病院に連れて行きました。

というか、子どものようすを観察するのは、病気になってからではおそいですよね。食欲があるかないか、表情はいきいきしているか、動作は活発かどうかなど、日ごろのようすをしっかり見守っていないと、ちょっとした変化に気がつきません。

観察し、見守ることは、ピリピリと神経質になったり、うるさく口出しするということではないですよね。

うちは一人っ子だからできたことなのかもしれませんが」

ティナもだいじな家族だから

——ところで、ティナちゃんも家族の一員ですよね。

「ジャック・ラッセル・テリアのティナが、うちにやってきて13年。両目のふちが真っ黒でパンダみたいな顔でしょう？　おだやかで人なつっこい性格の、わが家のひとり娘なんですよ」

——どんなものを食べさせていますか？

「飼いはじめたころ、ペットにも手づくりのごはんをすすめている獣医さんのセミナーを受講したんです。その

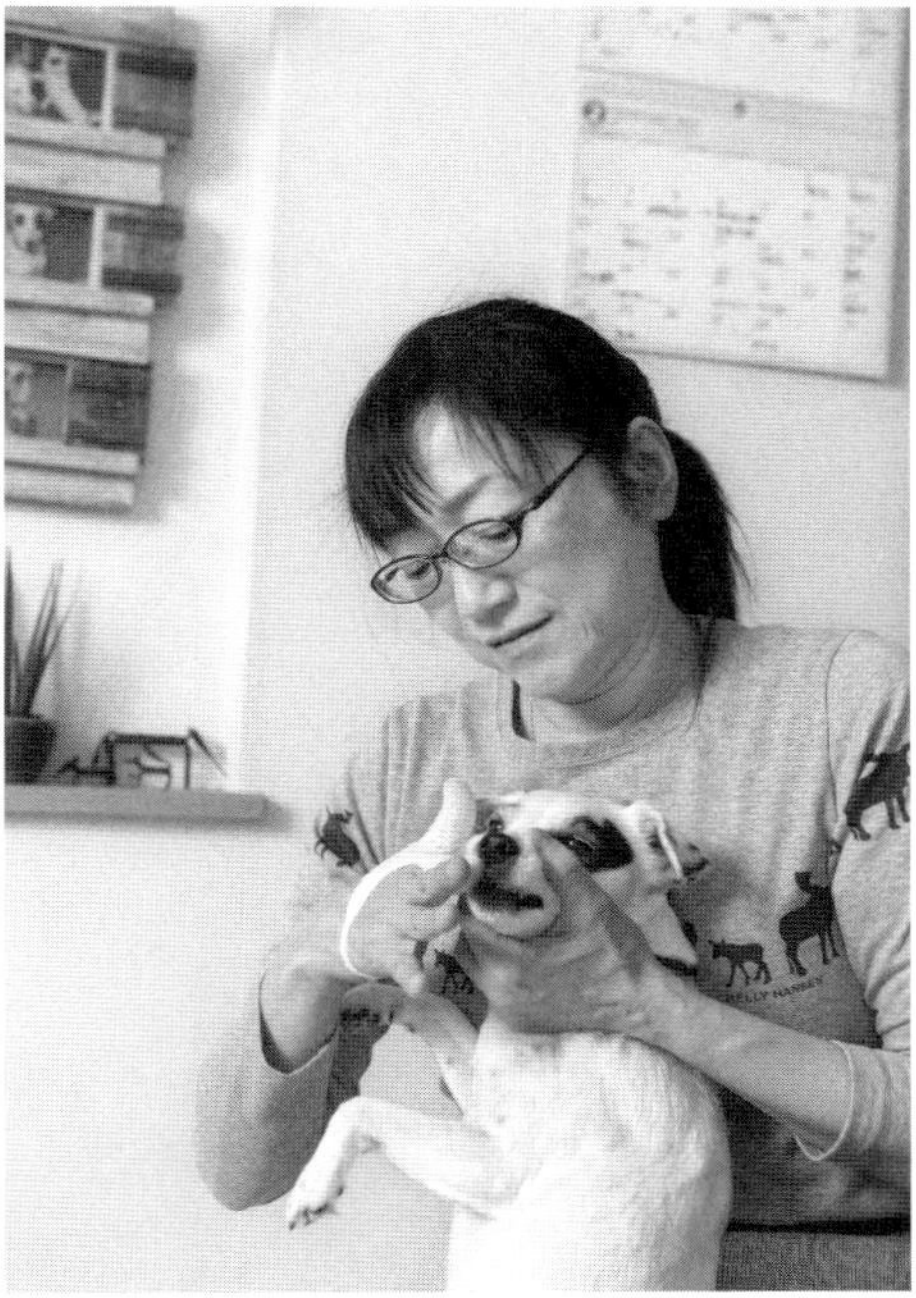

先生から、毎日ドッグフードだけではいいはずがない。食べ物の幅が広いほど、感情豊かに育つと聞いて、ティナにもホールフードな暮らしをさせてあげよう！　と、ドッグフードだけを与えるのをやめました。

そこで玄米や野菜をたっぷり与えたところ、胃腸が弱ってきて…。先生に相談したら、犬は食物繊維をあまり消化できないそうなんですね。

それからティナの主食は、野菜や肉、魚をやわらかく煮た「ティナ・シテュー」に、オーガニックのドライペットフードをほんの少し入れたものをベースにしています。肉や魚は家族が食べるものといっしょ。「犬だから…」という言葉は、わが家にはありません。

ティナは家族の一員だから、息子のおやつに気をつかってきたように、犬用のおやつも原材料がはっきりしたものを、シャンプーやリンスは犬用のオーガニックのものにしています。そして散歩は毎日、朝晩2回30分くらいずつ。ときには体調をくずすこともありますが、散歩のときの歩き方、ほえ方、機嫌よくしっぽをふっているかなど、毎日ようすを観察していると、ティナの不調に早めに気がつきます。息子を育てたときと同じですよね（笑）。

親ばかかもしれないけれど、うちのティナは感情がとても豊かで、相手の心の奥を読みとるようです。ティナといるだけで、疲れがふっとんでしまいます」

住まいをととのえる

コツは汚れをためないこと

――家では主婦でもあるタカコさん。おそうじはどうしていますか？

「各部屋に、ほうきとちりとりを用意しておいて、気がついたらさっとそうじ。トイレは、朝、床をさっとふく、夕方は便座をふくというように、汚れをためないで、こまめにそうじすることが目標です。といっても、仕事に追われていると、気がついたら部屋のすみはほこりだらけ…。なので、〝できるだけ〟そうしたいという前提つきですけど。

そうじのコツは、汚れをためないこと。これは、スクール〈応用コース〉の講師の佐光紀子さんから教えてもらいました。佐光さんは『ナチュラル・クリーニング』などの著書があり、シンプルでエコなそうじ術や家事術を知ってもらいたいと活動されている方です。

佐光さんと知りあう前は、台所用、トイレ用、お風呂洗い用など、何種類もの洗剤を使い分けていました。

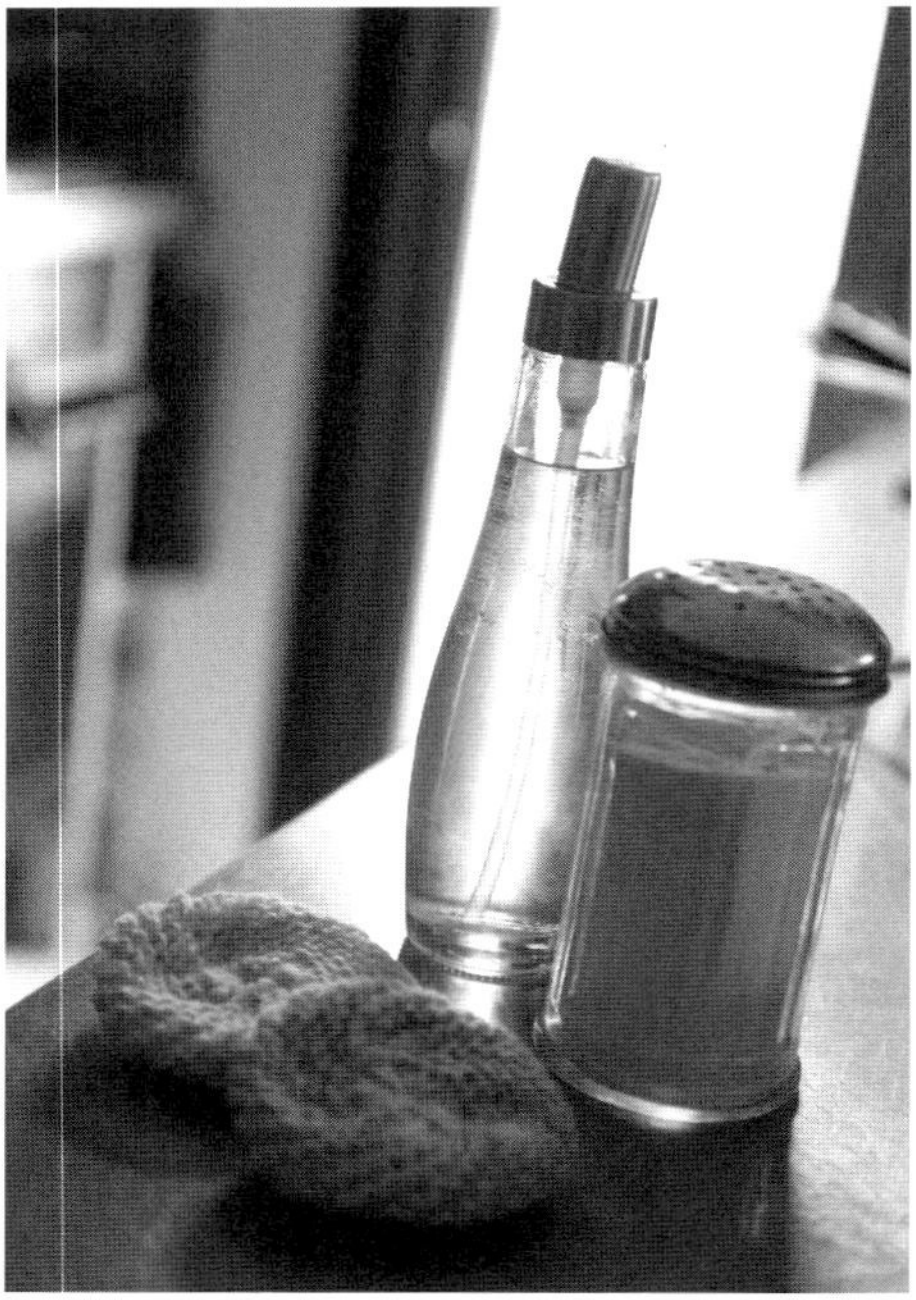

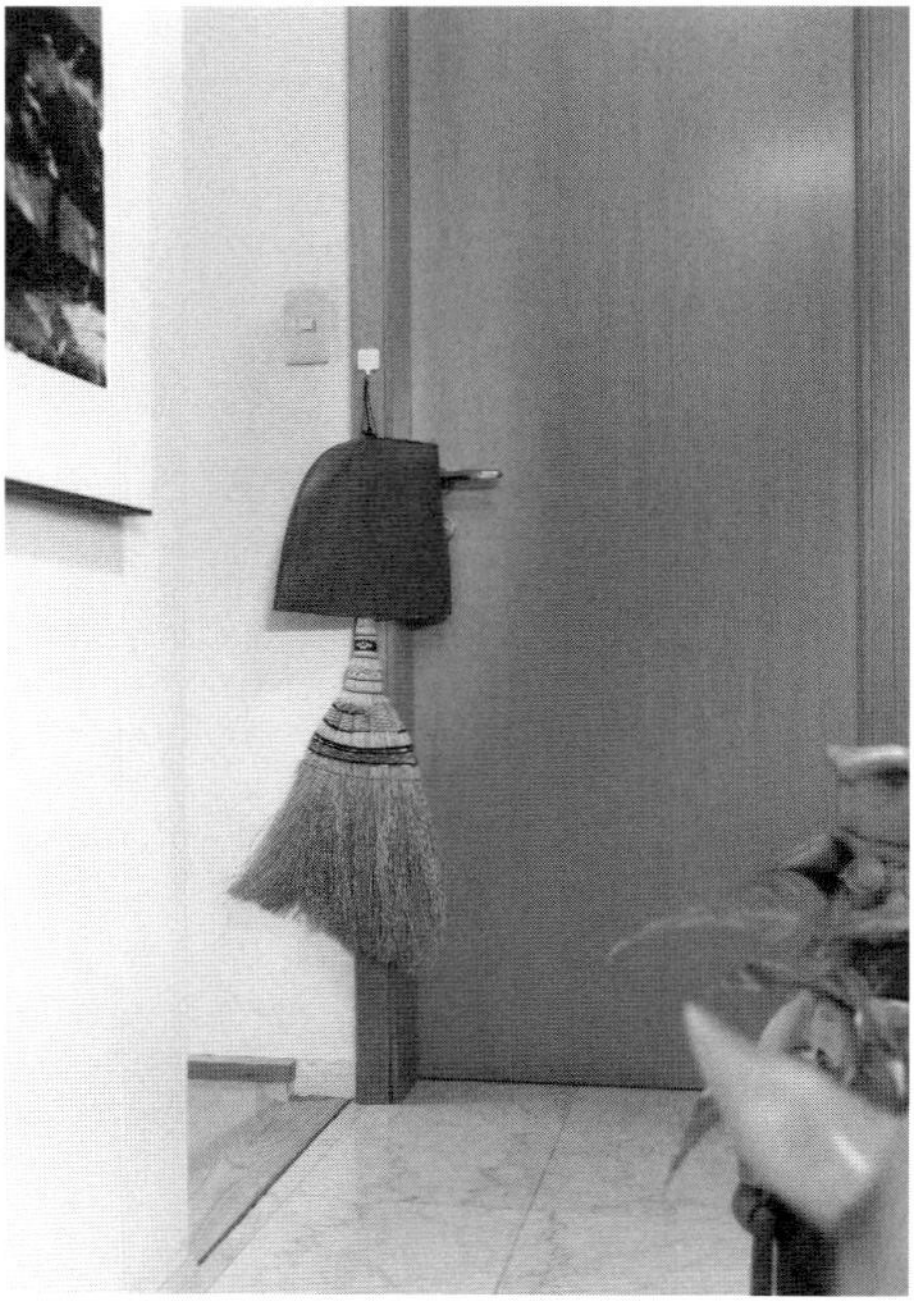

でも、ナチュラルクリーニングを知ってから、そうじに使うのは、重曹、クエン酸、石けんの3つと、とてもシンプルになりました」

——どういうふうに使うのですか？

「重曹は弱アルカリ性なので、油汚れ（＝酸性）を中和してくれます。そこで、石けんを泡だて、重曹をふりかけてまぜて、手づくりクレンザーを作っておくと便利。このクレンザーを、アクリルたわしにつけてこすると、鍋のひどいこげつきや、換気扇の汚れなど、がんこな汚れが落ちるし、手も荒れません。シンクみがき、お風呂そうじ、生ごみ入れや排水口、カーペット汚れにも大活躍します。

仕上げには、重曹のアルカリ性を中和するクエン酸をうすめて使うと、雑菌の繁殖をおさえてくれます。トイレの汚れのほとんどは酸性なので、重曹を水でといたスプレー液を用意しておくと便利ですよ」

自分のルールをつくる

――では、洗濯はどうしてますか？

「衣類は、できるだけ自分で水洗いできるものを選んで、洗濯には合成洗剤は使いません。洗濯用リンスや漂白剤、ウール洗いなどは、何でつくられているか、化学物質が使われていないかをたしかめてから買います。また、一度着たくらいでは、クリーニングに出さないですね。出すときは、これも〝できるだけ〟ですが、水を使うウエットクリーニングを選びます。

「シックハウス症候群」という言葉を聞いたことがありますか？

新築マンションに入居した人などに、頭痛やめまい、吐きけ、だるさなどの症状が出るシックハウス症候群は、新建材の塗装剤や、壁紙の防カビ剤などに使われている化学物質が原因だそうです。シックハウスを引き起こす物質と同じものが、衣類の防しわ加工や形状安定加工、ドライクリーニングの溶剤としても使われているんですね。クリーニングから返ってきた衣類から、ぷーんと石油系のにおいがするのは、溶剤が残っていることなので、すぐに着ないで、風通しのよいところにしばらくかけておくといいですね」

――衣類の防虫剤や住宅用の脱臭剤などにも、化学物質が使われていますよね。

「そうですね。家の中の化学物質は、できるだけなくしたいから、冷蔵庫や靴入れ、トイレには炭を置いています。炭には、土を元気にしてくれる効果もあると聞いて、小さく砕いて植木鉢にも入れています。

衣類の防虫剤として昔から使われているのは、クスノキからとった樟脳ですが、私は樟脳《しょうのう》の香りがあまり好きでないので、防虫のはたらきのあるローズマリーやラベンダー、レモングラスなど、ハーブポプリをクローゼットに置いています。

食べ物だけでなく、そうじや洗濯、身の回りのものは、からだによいものを選ぶのはもちろんのこと、環境に負担をかけるものはできるだけ買わない、使わない。これが私のルールです。

ホールフードドライフのキーワードは、〝健康で気もちのいい暮らし〟。自分や家族が健康で気もちよく暮らすことができれば、きっと環境にもやさしいはずです！」

ていねいに暮らしたい

着ること、はくこと

――ファッションは、どんなことに気をつかっていますか？

「私のファッションセンスは微妙なところかな～。年相応に似合う服を着たいと心がけているくらいで、流行を追うことはほとんどないですね。でも、下着や靴下など、直接肌につけるものは、できるだけ天然繊維を身につけたい。

元気モリモリのときは、化繊素材を身につけても気にならないかもしれませんが、体調がよくないときは、身につけるものにビンカンになります。天然繊維の中でも、絹は、通気性がいいだけでなく、汗といっしょに老廃物をからだの外に出してくれるデトックス効果があるんです。

私が気に入っている絹のキャミソールは、汗を吸収・放出してくれるので、とくに夏は必需品。海外旅行やアウトドアのときも2～3日はさらさらしているし、汗くさくならない。冒険家の植村直巳さんがいつも絹を身につけていたのには、ちゃんとした理由があるんですね」

——5本指ソックスのヘビーユーザーと聞きました。

「そうなんです。20年間も昔から、絹の5本指ソックスを愛用しています。かつては、5本指ソックス＝水虫と思われていて、『タカコさんって、水虫なんだ…』と誤解されていたらしいのです（笑）。

5本指ソックスをはいていると、むくまないし、足の疲れがぜんぜんちがいます。免疫を高めることで病気をなおす、口の体操「あいうべ体操」を提唱されている、福岡市の内科医師である今井一彰先生が監修された「みらいソックス」という、究極の5本指ソックスを最近発見し、さっそくはいています。とても調子いいです。

もうひとつ、靴の選び方にもこだわります。だって、地震、事故…、出かけるとき、通勤のとき、何が起こるかわからないでしょう。

そのためには、ヒールの高い靴は、とくに通勤には向きません。即、走れる靴をはいていることが、いのちを救うことにつながるはず。ピンヒールのような不安定な靴は、足首だけでなく、腰や骨盤によくないとも言われますよ」

健康で気持ちのよい暮らし

――ホールフードライフって、むずかしく考えなくてもいいんですね。

「そうなんです、まずは料理を楽しむことですよね。自分で料理をつくると健康になるから、医療費、サプリメント代がかからない。お肌もキレイになるので、化粧品やエステに通う回数も減ってきます。ホールフードな暮らしはとてもたいへん、お金がかかるからムリ、と引いてしまうのではなく、暮らしをトータルで見なおしてはどうでしょう。有機野菜は高い！ と思いこんでいる人にかぎって、携帯電話代がかかっていたりしませんか？

もっと言うと、安い服や雑貨を買って、すぐに使い捨てる。これが集まると大量のゴミになって、地球環境や生態系にダメージを与えてしまいます。かくいう私も、若いころは買物魔でした。気に入ると、すぐ買ってしまう。バーゲンで安売りしているのを見ると、つい買ってしまう。今ふりかえると、恥ずかしくなるくらい、1度も使わない雑貨や着たことのない洋服があったことか……」

――タカコさんの買い物のコツとは？

「本当にコレが必要なのか？ と、まず、自分に問い正してみる。もし来月引越しするなら、コレを持っていくのかどうか？ と問い正してみると、余計なものを買わなくなりますよね。

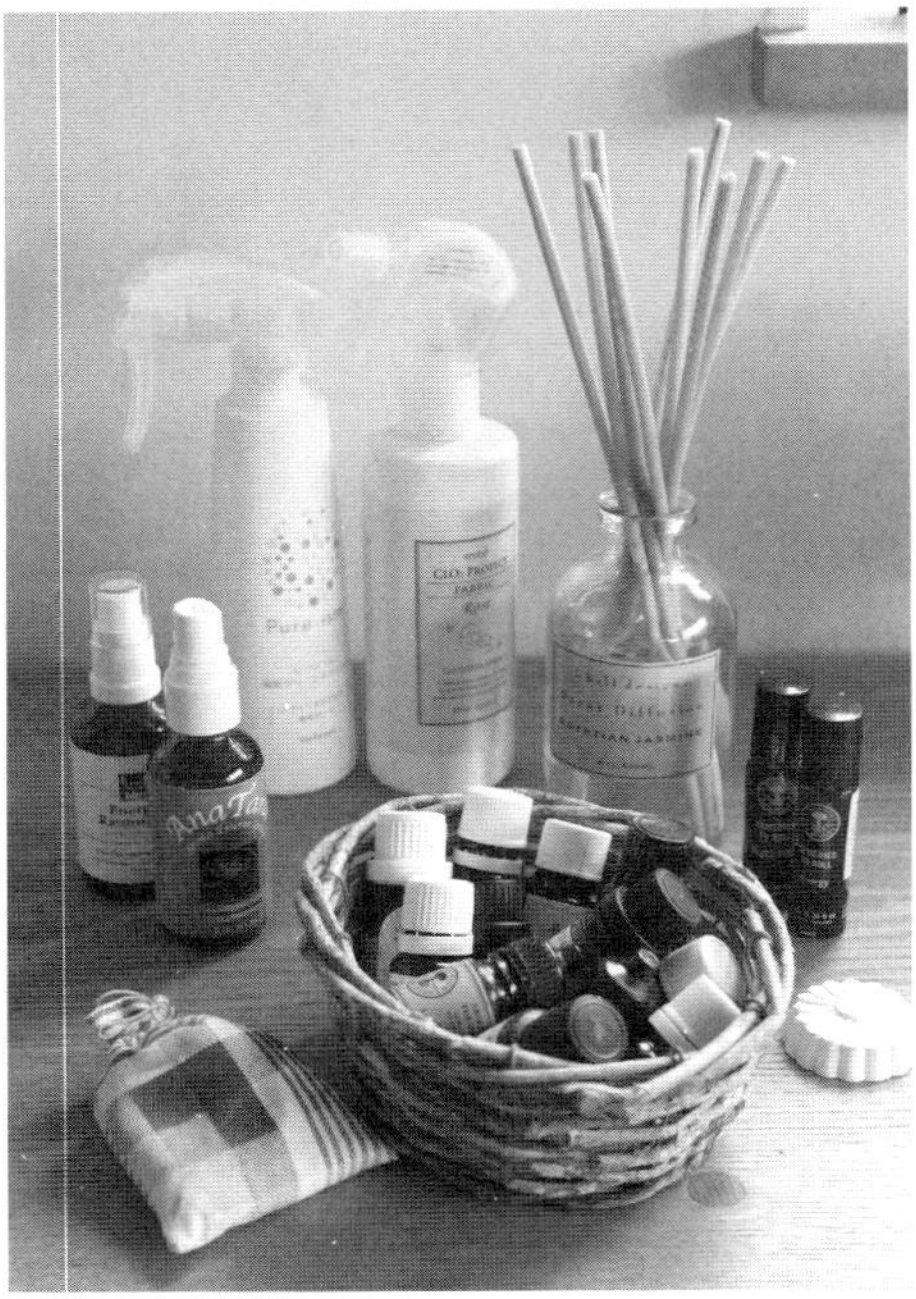

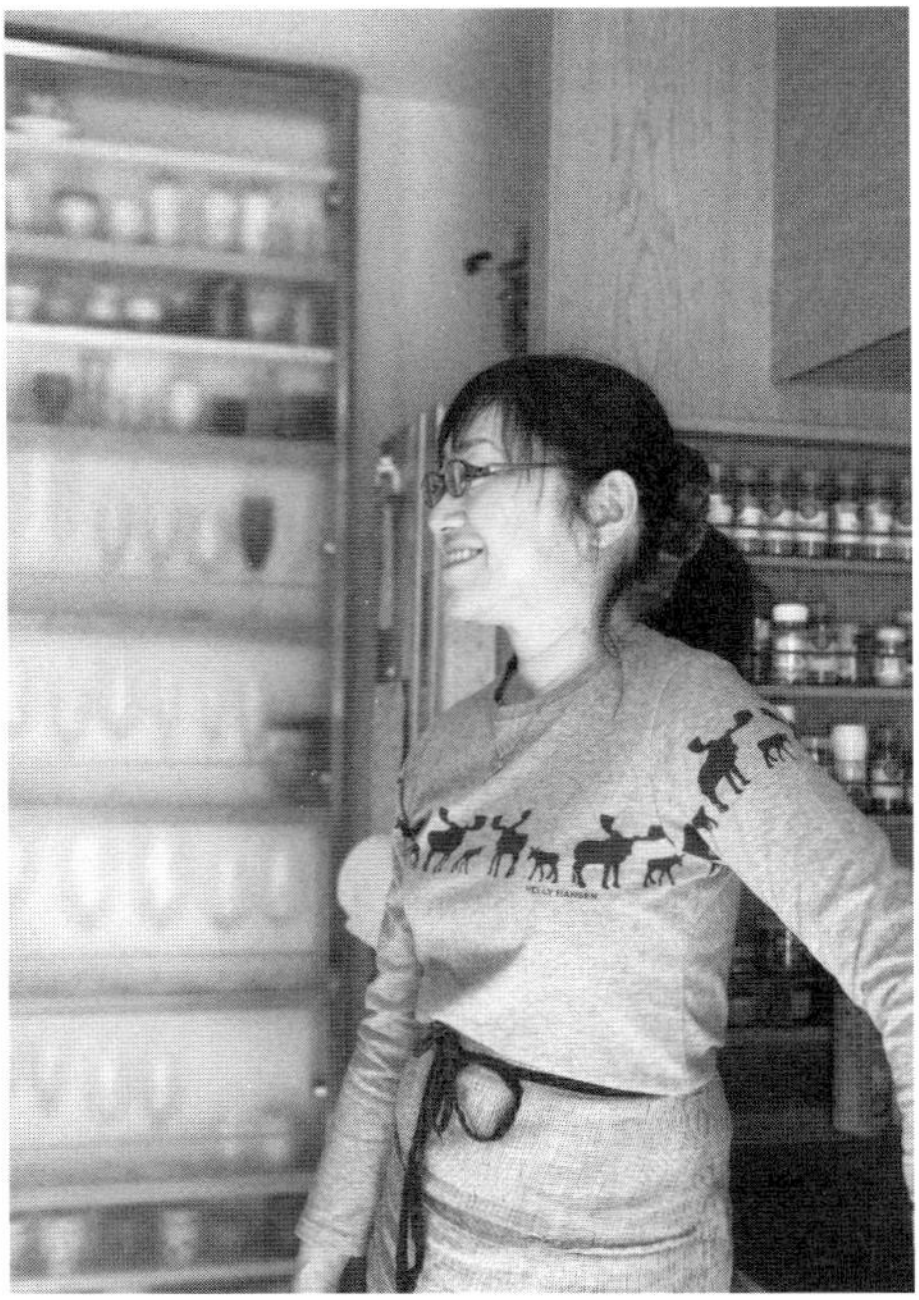

そして、本当に欲しいものはと、よ〜く考え、吟味をかさね、ターゲットをしぼって買います。だって、そういうものには愛着が生まれ、大切に使いますから。

わが家のおわんや箸、タナーは、岩手県花巻市の星耕茶寮・佐藤幸吉さんが「拭きうるし」の手法でつくってくださったものなんです。佐藤さんの仕事ぶりを知っているからこそ、うるしがはげてきたら、塗りかえてもらいながら、ずっと使おうと思います。

そして、もっと言えば、ものを大切に使う暮らしは、日本の伝統文化を育て、後世につないでいくことだと思っています」

いい香りのある暮らし

――衣類ケアのことで、ハーブの話が出ました。

「私は若いころから、香りのないものより、香りのあるものが好きなんです。入浴剤やシャンプー、ハンドクリーム、アロマなどは、人工的な合成香料のものではもちろんなく、天然素材のものを使いたい。これが私の香りのルールです！」

――どんなきっかけで、香り好きに？

「学生時代とOL時代の6年間を、古都・京都で暮らしたことがあるかもしれません。京都の街を歩くと、路地裏の小さな店であっても、さりげなくお香がたきしめてあります。そこで、私も自分の好きな香りを見つけて、小さなアパートで楽しんでいました。

その後、アメリカに行くと、自然派の人は暮らしのなかに、香りを上手にとり入れていることを知りました。それからはアメリカに行くたびに、オーガニックのペパーミントや、ティートリーの香りの歯みがきを定番のおみやげにしていました」

――どんなふうに香りを楽しんでいますか？

「気分を楽しくする香り、気分をリフレッシュする香り、気分を落ち着かせる香りなど、自分の好みや気分に応じて使うのは楽しいですよ。香りを楽しむには、暮らしのシーンやそのときどきの気分に合わせて、エッセンシャルオイルを使うことがおすすめです。私はコリアンダーやジャスミン、タイム、ゼラニウムの香りが好き。

いや、好きな香りは数えきれないくらい、もっともっとあって、アロマポットでたいたり、エアーフレッシュナーとして楽しんでいます。

自分の好きな香りを見つけて、楽しむこと。これも私のホールフードライフですね」

（まとめ：編集部）

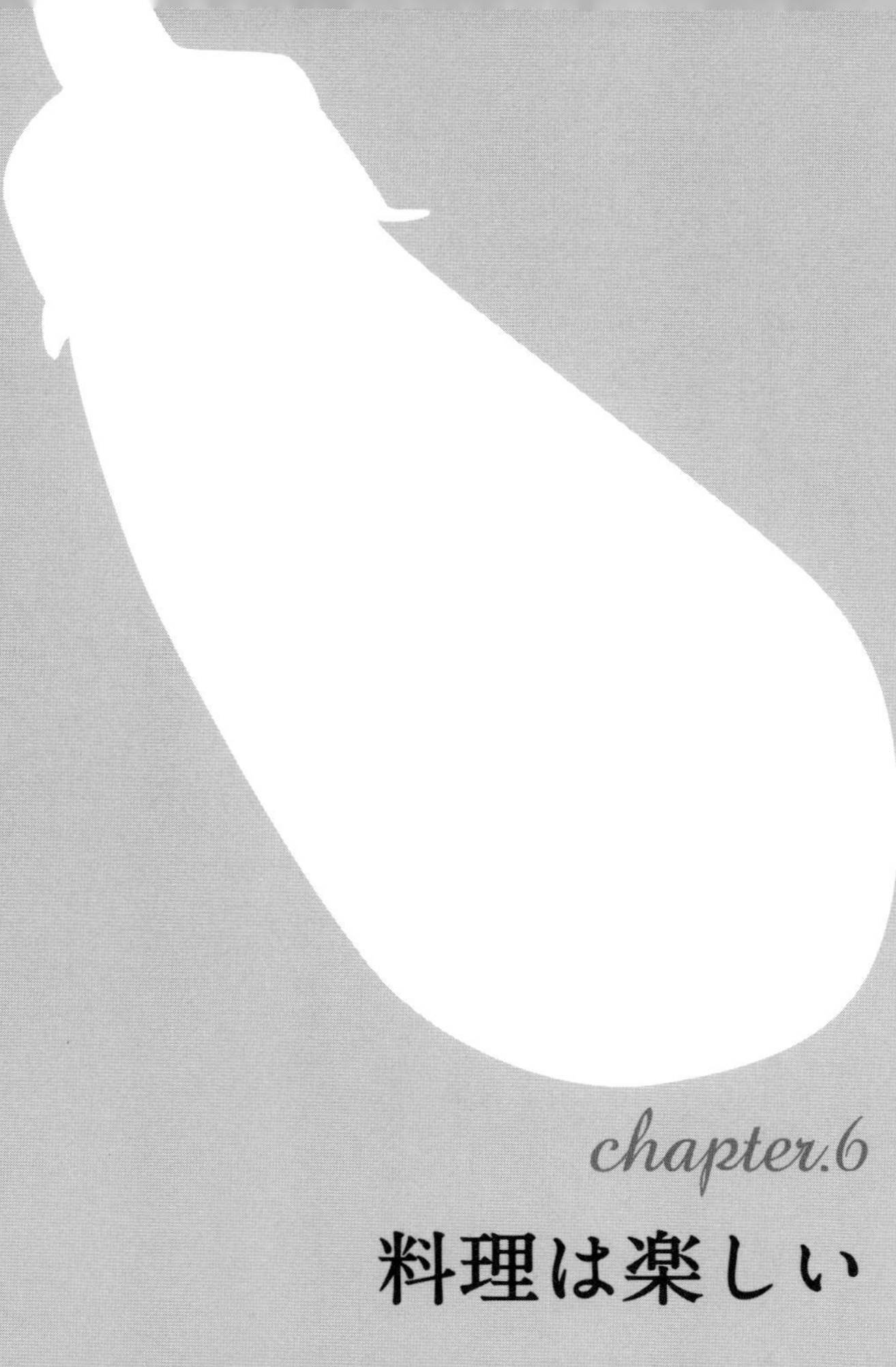

chapter.6

料理は楽しい

「割烹あすなろ」の次女として

偏食児童だったあのころ

私は小学生のころ、かなりの偏食があって、食が細く、ガリガリにやせていた。もの心ついてからというもの、肉、魚、乳製品、卵は好きではなかったのだ。その理由を探ってみると、原因のほとんどは学校給食にあったのではないかと思う。

小学校に入学し、はじめての給食で「脱脂粉乳」という、生あたたかいミルクが出た。そのにおいと、表面にできる湯葉のようなものを受けつけることができず、口に入れただけで「うえっ！」となった。銀紙につつまれたマーガリンも、いかにもニセモノな味だった。私は学校にお菓子の缶を持っていって、1学期が終わるとマーガリンをまとめて持ちかえっていた。それ以来、乳製品はまったく受けつけない「口」になってしまった。そして、小学高学年のころからは、ひもじさに負けて自分で料理をするようになった。

それから40ン年後。日本でただ一つ、無殺菌生乳を製造されている、北海道中札内村「想いやりファーム」の長谷川竹彦さんと出会い、生乳をおそるおそる口にした。すると、「ゴックン！　おいしい！」。私が生乳をはじめて飲んだ瞬間だった。「タカコさんの味覚は正しかったんだよ」と、長谷川さん。

ほめられているのだか、どうなのか。私の偏食は正しかったんだと、40年もたって証明されたような気がした。

そしてふりかえると、苦手なものは…まわりが赤ーいハム、チーズ入りのかまぼこ、カチンカチンのクジラの竜田揚げ、粉末ジュース、赤いキャップの化学調味料…、高度経済成長時代に食卓に並んだものばかりだ。当時の学校給食のメニューだった、バッタモンのような食材は今でも好きではない。

割烹料理店の「まかない」

私は、山口県小野田市（現在は山陽小野田市）で生まれた。

実家は、私が生まれたときから商売をしていた。母は居酒屋からスタートし、私が小学校に入学するころには、割烹料理店に格上げしていた。両親は本当に働きものだった。割烹料理店のかたわら、４人の子供を大学に通わせたいと新聞販売を副業にしたりと、両親の生涯を通して、ぼんやり余暇を楽しんでいる姿は見たことがなかった。

割烹料理店といっても、結納から忘年会まで引き受ける店であり、京都などの高級割烹とは似ても似つかないイメージ。仕出し屋でもあり、法事や葬式の料理、結婚式の会席料理、運動会、花見弁当、年末にはおせち料理まで、あらゆる冠婚葬祭や催事の料理を提供していた。

なので当然ながら、家族だんらんの時間はまったくなく、食事は調理場のかたすみの板張りスペースで、板前さんや仲居さんといっしょに「まかない」を食べる。ゆっくり話ながらなんてことはなく、食事が終わったら従業員と交替するのが常だった。

料理は、刺身の切れはしやら、魚のあら煮、ゴマ豆腐のミミ、揚げそこないの天ぷらなど、いわゆるB級グルメばかりだった。今ふりかえると、このまかない料理こそが、私の料理の〝基礎〟になっているのだと思う。

中学生になると、ここぞとばかりに自分の食べたいものをつくり、弁当箱につめこんで通学するようになった。まさに、「弁当の日」のはじまりだった。

私の今の食生活を知る人は、「ご家族もみなさん、玄米菜食中心だったのですか?」と聞く。そのたびに、「いや～、それは私だけで、ほかの家族は肉も魚も山ほど食べていました」と答える。それどころか、家族

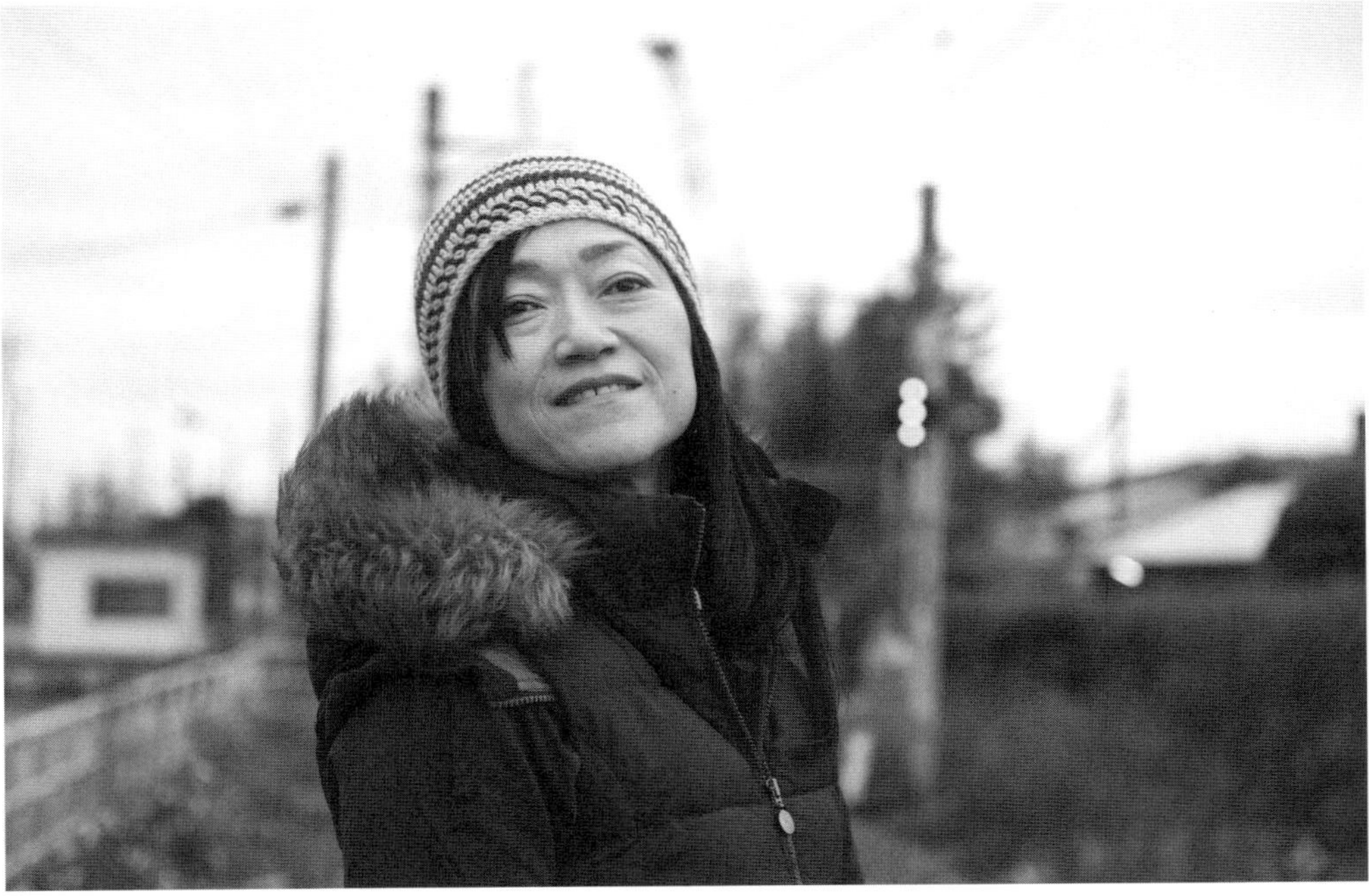

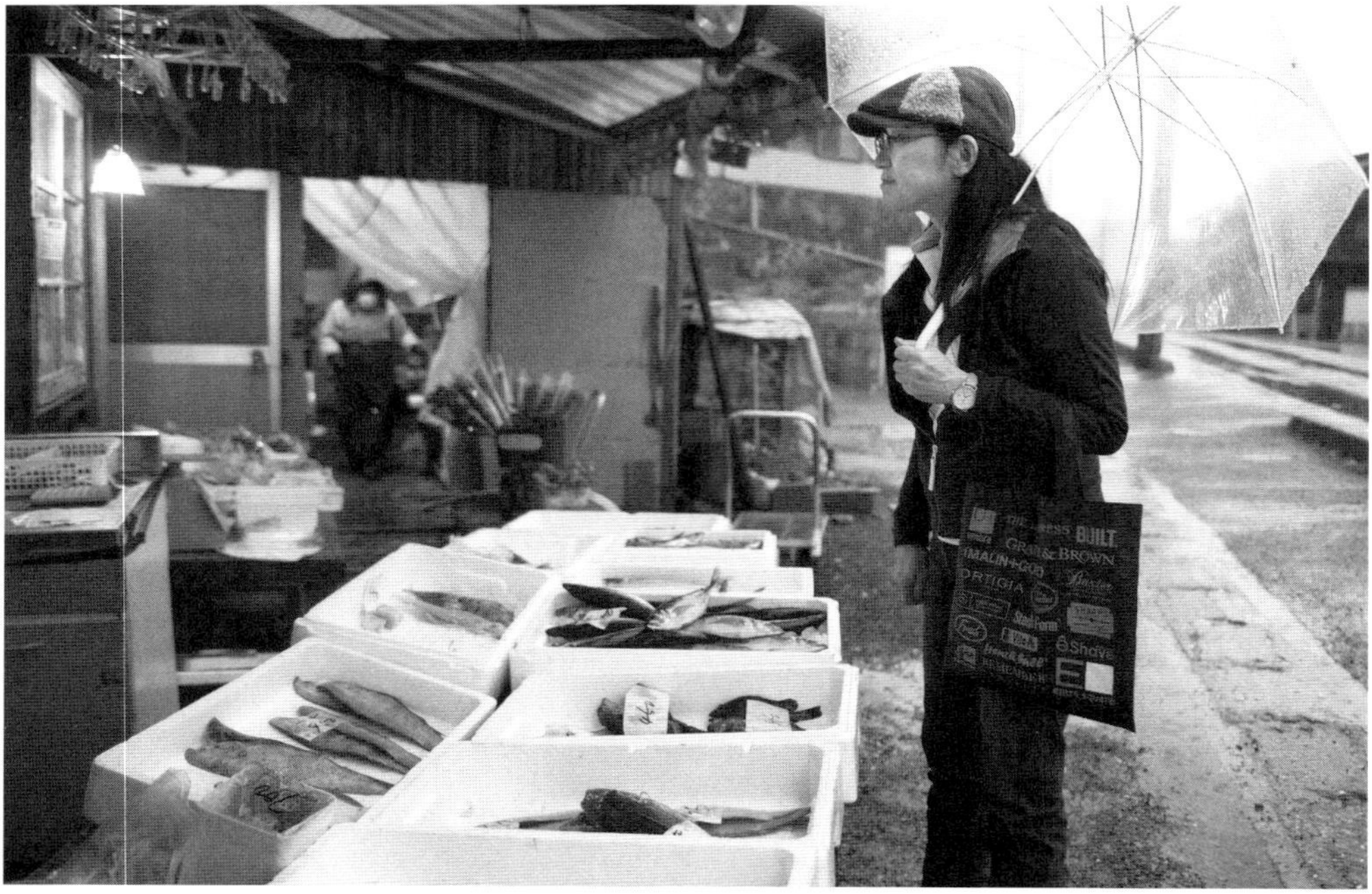

や親せきの大半はデブが多く、親せきの集まりはちょっとした相撲部屋のようでした。ごっつあんです！

京都での学生時代

成長するにつれ、私はとにかく、割烹料理店の娘であることがイヤでたまらなくなっていた。

母は高学歴で自ら起業して、一代で割烹料理店を築いたため、プライドが高く、しつけには人一倍きびしかった。小さいころから「水商売の娘だから、と言われたくない」と、勉強も運動も1番になれと言っていた。夜ちょっとおそく帰るだけで、説教。服装から、髪型までことごとく口うるさかった。

そんな家から離れたくて、京都の大学へ進学した。タガがはずれたように、大学生活を楽しんだ4年間だった。

大学生なりではあるけれど、京都の食べ歩きもおもいきり楽しんだ。京都で暮らしていると、季節の移り変わりを感じることができる。春は、鴨川ぞいに桜が咲き、夏になると川床がならび、祇園祭り、時代祭り、鞍馬の火祭りと季節の催事が今なお、行われている。その催事とともに、春はたけのこ、夏のハモや賀茂なす、秋の松茸や栗、冬のかぶら、すぐきと、京都の食材は季節を感じさせるものばかりだ。

私が今でも、「旬」や「歳時記」にこだわるのは、京都での暮らしから感じとったものなんだと思う。いつかは京都で、比叡山をながめては目をさまし、鴨川を散歩するような、隠居生活をおくることも夢のひとつだ。

すてきな京都で暮らし、豊かな食材を味わいながらも、結婚するならサラリーマンがいちばん。料理屋なんて絶対イヤだと思っていた。家族だんらんもなく、お盆も年末年始も、人が休むときも働き続ける両親をみて、ごく普通の家庭を持ちたいと強く願っていた。

やっぱり東京に行こう

大学を卒業したら実家にもどるのが約束だったが、両親の期待を裏切り、京都にとどまることにした。「勘当だ。勝手にしろ」と、親からの援助はいっさいないまま、大学の卒業式をむかえ、卒業旅行もせず、ひたすらアルバイトをして新生活に備えた。大阪の商社に就職も決まり、社会人としての夢と希望にふくらんでいた。

京都産業大学経営学部で学んだ貿易英語を生かして、仕事では英語を使い、海外とのやりとりなど、それなりのやりがいもあった。でも、大きな企業の歯車になることには違和感があることに、早い時期から気づいていた。

そこで、「手に職をつけなければ、これからは生きていけない」と、その当時、いちばん興味のあった「メイクアップアーティスト」をめざして、夜間の専門学校に通いはじめた。

京都から大阪に通いながら、専門学校の学費を稼ぐためのアルバイトと、昼も夜も働きずくめの花のＯＬ生活を1年間続けた。今ふりかえると、あれほどつまらないと感じていたＯＬ生活だったが、電話の受け方から上司との対応、海外からの客との交渉や接待など、むだな経験はひとつもなかった。どんな経験も、むだなものはひとつもないのだ。そんなアウトローな私が、現在まがりなりにも、まともに経営者としてやれているのは、大阪のOL時代の経験があるからだと思う。

京都で6年間暮らしていると友人も増え、それなりに楽しい毎日だったが、東京の友人を訪ねると、やはり何か事をなすには東京しかない、という気持になっていった。

そしてある日、突然、「やっぱり、東京へ行こう！」と、京都の生活の一切を捨てた。

東京にはコネもなく、お金もないので、「荷物を預かってほしい」とだけ伝えて、大学時代の友人宅に1週間に1個ずつ、段ボール箱で荷物を送った。京都のアパートは、後輩にそのまま住んでもらうという、粗びきの後始末。こうやって花の都・東京に出てきたからには、いつか日本の輝く星になり、故郷に錦をかざりたいと思った。

それからは、メイクアップ関連の会社への就職活動をして、自然食品店の化粧品部門に就職することになった。

家族のこと

店をたたんで東京へ

実家の「割烹あすなろ」が岐路に立たされたのは、あとつぎとして両親とともに、店を経営していた兄が47歳で急死したときだ。

親より先に子供が亡くなることを「逆さ仏」という。これほど、親不孝なことはない。

兄亡き後、両親は引退するヒマもないほど働き続けた。しかし、時代の波に乗れない老夫婦の経営、うまくいくわけがない。2002年夏、久しぶりに帰省したら、家業の割烹料理店はさびれている。何かがおかしい、今までとはようすが違う。資金繰りの苦しさに、町金融にまで手を出していたのだ。当時はすでに、まがりなりにも会社を経営していた私は、帳簿を見て、これ以上経営を続けていけないだろうと思った。

その後は、どうやって店を閉めるか、どうやって両親に幸せな老後を過ごしてもらえるかを、知恵をしぼった。そして、東京へ引きとることを決め、まず、2002年秋に父親を迎えに行くことにした。脳梗塞で半身マヒをわずらっていた父を車いすにのせ、宇部空港に向かう。失意のどん底で、言葉もなかった。

ところが、ゲートを車いすで通過しようとした瞬間、頭の上でくす玉が割れた。「おめでとうございま～す。宇部空港1000万人目（何人目かは覚えていない）の乗客者ですよ～～」。私は、ぶったまげた。私たち親子は、これから先の生活を憂い、故郷を逃げ去る悲しみのどん底よ。父も私も、笑うしかない。記念品とタクシーの無料チケット1万円分を手に、「じいちゃん、いいことあるかもね？」と笑い泣きしながら、飛行機の窓から、小さくなっていく小野田の町をながめていた。

半年後、母親も東京へ呼び、はじめて一般家庭の暮らしをしてもらうようになった。80歳を前に、夫婦水入らずの小さなマンション暮らしがスタートした。そして、そのマンションに孫2人も居候するようになり、東京大田区に、小野田コミュニティが誕生。しかし、その幸せな暮らしも長くは続かず、半年後、父は亡くなった。

父の葬式はさびしいものだった。葬儀場に遺体を預け、祭壇すらつくらなかった。亡くなった父にお金を使うより、1円でも多く母に残してあげようと、姉妹で話し合ったからだ。しかし、後になって、あれほどがんばって働きつづけた父を、あんなみじめな送り方をしてしまったことが悔やまれてならない。

母が喜ぶことをしよう

父亡き後、一人残された母は小野田への望郷の念をいだきつつ、2010年に亡くなった。

母の葬式も小さな斎場の一室で、ごく近い身内だけで送った。通夜、葬式の2日間とも、私は料理講座の仕事が入っていた。仕事に穴をあけないことが水商売をしてきた母の教えでもあったから、母の死はだれにも伝えずに講座を終え、斎場とキッチンスタジオを往復した。そして、父の葬儀がさびしすぎた後悔から、何かしたい、何をすれば母が喜ぶだろうかと考えていた。

そうだ、スライドショー！　だ。私はパソコンを開き、パワーポイントで「母に捧げるバラード」というタイトルの、とびっきりのスライドを徹夜でつくりあげた。音楽やアニメーションは、大学生の息子が担当。二人で「ばあちゃんがさびしくないよう、盛り上げて送ってあげようね」とがんばった。

葬式の前、式場にプロジェクターとパソコンを持ちこみ、サプライズとして上映。全員が号泣した。お坊さんも葬儀場の職員も泣いた。こんなちっぽけな演出だったのだが、偉い政治家から弔電が届くより心がこもっていたと思う。

母が亡くなる1週間前、病院に見舞ったとき、「たーちゃん、もう今回はダメと思うぞ。小野田のみんなを頼むよ。もう思い残すことは何もない。100点満点のええ人生じゃった」と言った。

残された姉妹、そして孫たちは、生涯、私が責任もって面倒をみることを母に約束した。だから、私は生涯働き、今はない「割烹あすなろ」の大黒柱になろうと思っている。

母は、私の料理が雑誌に掲載されることを、心から楽しみにしていた。それは、小さいころ、水商売の娘と言わせたくないという、母の願いに答えようと勉強も習字も、何でもがんばったあのころと同じ。

母が喜ぶことをしよう。母が悲しむことはしない。それが今でも私の人生のものさしとなっている。

2012年、テレビ東京の名物番組「ソロモン流」に出演することになり、故郷小野田でのロケが決まった。「よし、やっと両親を小野田に連れて帰れる日がきた」と思った。小野田をこよなく愛し続けていたのに、夜逃げ同然に故郷をあとに、東京で亡くなった両親。その両親が胸をはって小野田に帰れる日がきたと思った。

山陽小野田市での講座風景の撮影を終え、なつかしい場所、竜王山へ登る。山頂からは、さら地になった割烹あすなろの跡地が見え、桜が舞い散る中、母への思いを語るシーンも収録した。

ところが人生、そう簡単にはいかない。ロケの前夜、転んで、あごに大けがを負った。救急病院でなんとか応急処置はしたもの、顔には大きなバンソウコウ。制作スタッフによると、あまりの顔の傷のひどさに、小野田のシーンは全カットになった。がっかりしたが、映像のプロの友人たちに言わせると、結果としてよかったのではないかという。「料理家」としてのタカコ・ナカムラを伝えるためには、お涙ちょうだいの故

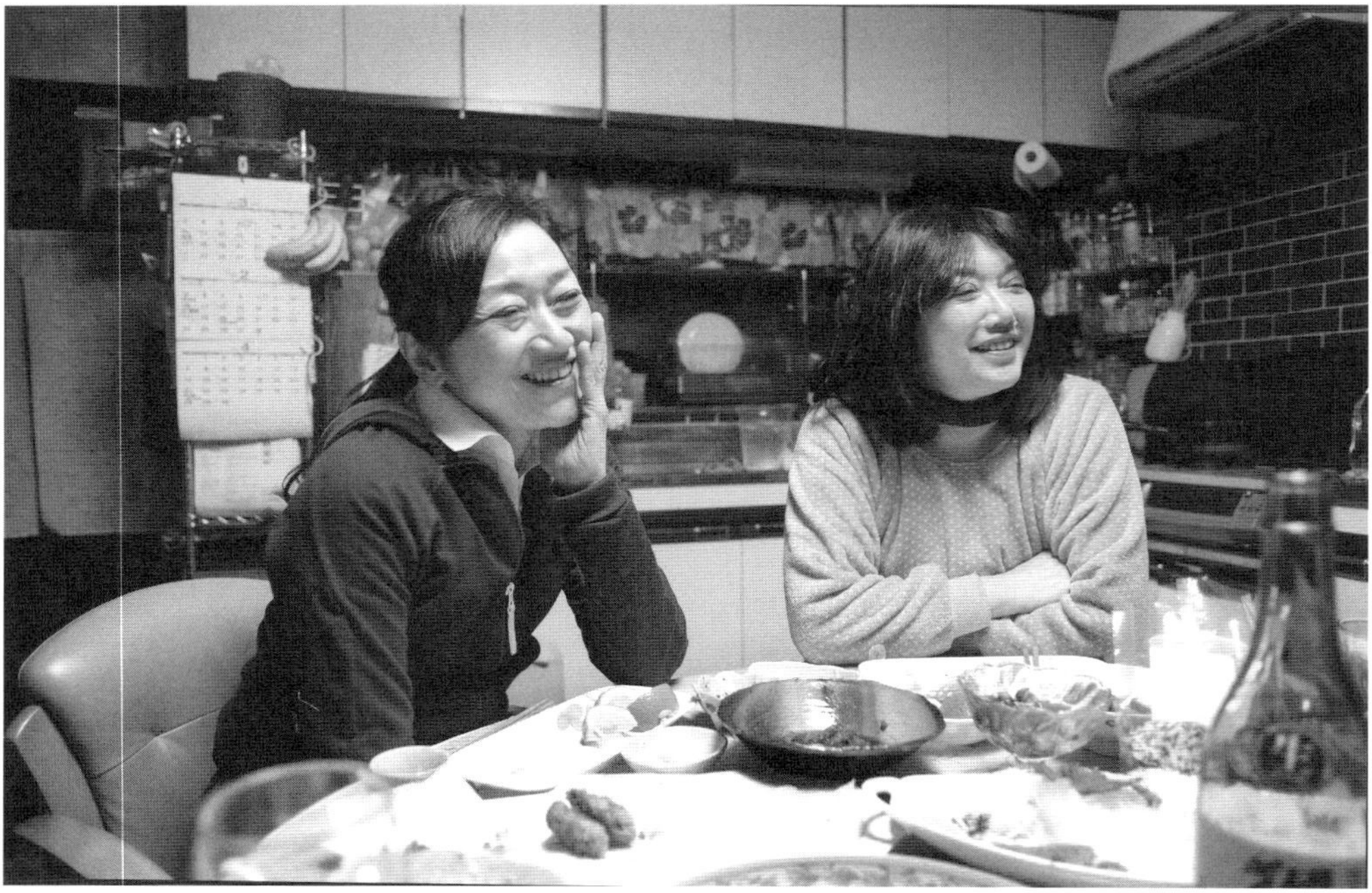

郷探訪では、印象がぶれるのではないかと。
人生万事塞翁が馬だ。
男も女も、学校の先生も、代議士も、みんな母親から生まれたのだ。母親を悲しませることはしない。たったそれだけで、社会はよくなるのではないかと思う。

たよりになる姉

私には、グレイトすぎる姉がいる。タレントのマツコ・デラックスにちなんで、通称、マツコさん。ボリュウムたっぷりの体型と、ウイットにとんだ口調。私と妹が幼いころは、忙しすぎる両親にかわって母親役でもあった。

料理がとても上手で、突然訪問しても、「ちょっとまっちょき!」と10分もあれば、数品は軽くつくる。そしておいしい。姉はオーガニックにこだわっているわけでもない。普通の食材や調味料で、手際よくつくる。料理のコツは仕込みなんだと、冷蔵庫にはつねに、手づくりの出汁、めんつゆ、甘酢、ポン酢と、料理を効率よくつくる調味料が並んでいる。

そんなマツコさんのエピソードをひとつ。

母親の四十九日の法要の夜、みんなしんみりとしていた。妹も私も悲しみが癒えず、涙がにじむ。そんなとき姉は、「あんたら、じめじめしてええと思うちょるんか。あ～～陰気くさい、お母さんは喜ばんよ。カラオケでも行く？　どーせ行くなら、にぎろう。ひとり３０００円出しっちゃ、1等に賞金を全部あげよう。なら、みんな力入るじゃろうが」。

こんなときにカラオケ？「文句ある？　行くよ！」と、みんなでカラオケボックスへ強制移動。

人間、お金がかかると本気になるらしい。結局、点数つきのカラオケ大会は、法事そっちのけで盛り上がってしまった。そしてなんと、姉のツルのひとこえで「中村喜代子追悼杯」の創設。その後も中村家ではしめっぽい法事をふきとばすように定例化されている。なんという不謹慎な娘たちだと思われるかもしれないが、お義理で法事に参加するのではなく、楽しみの行事とし、親戚が集うことを姉は仕組んだのである。

あっぱれ、マツコさん！

そんな姉の武勇伝は、書ききれないほど。こんなこともあった。手打ち蕎麦を出しはじめた、こじゃれたレストランに、たまたま行って試食を出され、「お味はどうですか?」とコメントを求められた。姉は、「ま、まずい。たれも甘いっちゃ」と、バッサリ。「そこまで言わなくても…」と私が言うと、「ホントのことを言うほうが店の人のため」と返した。

最近の名言? 暴言をひとつ。

東日本大震災の直後、東京の帰宅難民のニュースをテレビで見て、「東京の暮らしって、福島の人の上に成り立っているわけじゃろう。東京の人は、いつも便利でいい思いをしちょるんだから、年に1、2回くらい帰宅難民になって、便利のありがたみを知れつーの」とほえる。はい、おっしゃるとおりでございます。

困った人がいると、とことん世話をし、曲がったことが大嫌い。150キロの直球のみで勝負する、そんな偉大なる姉を私は心から尊敬している。

夫は料理の師匠

私は、男性選択眼がすこぶるよいことを自慢、いや能力と思っている。

生涯の伴侶となる男性を紹介してくださったのは、故・花田美奈子さん（第2章参照）だ。

夫の日髙良実は、リストランテ・アクアパッツアのオーナーシェフで、イタリア料理業界のプリンス。アクアパッツアとは、ナポリの魚料理の名前。今では、多くのイタリアンレストランで提供される魚料理の定番となっているが、それを日本に紹介したのは、まぎれもなく夫・日高だ。ほかにもバーニャカウダなど、イタリアの地方料理を日本に普及させた夫を、私は偉大なる料理の鉄人だと思っている。

しかしこの鉄人のおかげで、私は、長い間、料理に対する情熱を封印する結果となってしまった。

知り合ってまもないころ、夫が店で天然酵母のパンを提供したいというので、私はさらっとつくり方をレクチュアした。そして2、3日後に夫の店に行くと、もう天然酵母のパンを提供している。そしておいしく、味もいい。

「プロってこういうことなのね…」

私は、東京渋谷の天然酵母パンの店・ルヴァンの甲田幹夫さんを、パンづくりの師としてきた。自分で焼けるようになるまで何年もかかったし、いまだに生地のようすを完ぺきにはつかんでいないほどだ。それが、レシピだけでつくってしまうのかい！

野菜料理、雑穀料理、どれも、私が何年もかかってきわめたことを、夫はさらっとこなして、しかも、私より数段おいしいものをつくる。

結婚当時、私は、もうプロにはかなわんな～～と、あきらめにも似た境地で、料理に対する想いは完全に封印された。自分のあまりの料理スキルの低さ、未熟さを目のあたりにし、「料理を仕事にする」前に、調理の基本を勉強してから出直してこい！　という気持ちになっていた。

１９８９年に起業してから２０００年まで、私は料理の仕事はほとんどやったことはない。そもそも専門学校に通ったわけではないし、調理師免許はいちおう取得していても、「料理研究家」となのったことすら、1度もなかった。

でも、今こうして、まがりなりにも料理学校を主宰できるのは、実家の割烹料理店で、門前の小僧としておぼえたプロの調理方法。そして、縁あって夫婦になった、イタリア料理の巨匠との暮らしから学んだものと思っている。

夫との距離感もだいじ

同じ飲食を仕事にする夫とは、若いころは、よくぶつかっていた。

それぞれひとり暮らしが長く、何をするにも「オレ流」ができあがっていて、ちょっとしたことでケンカになることも多々あった。息子が小さいころ、夜、息子をだいてプチ家出をしたり、夜の公園を散歩したり

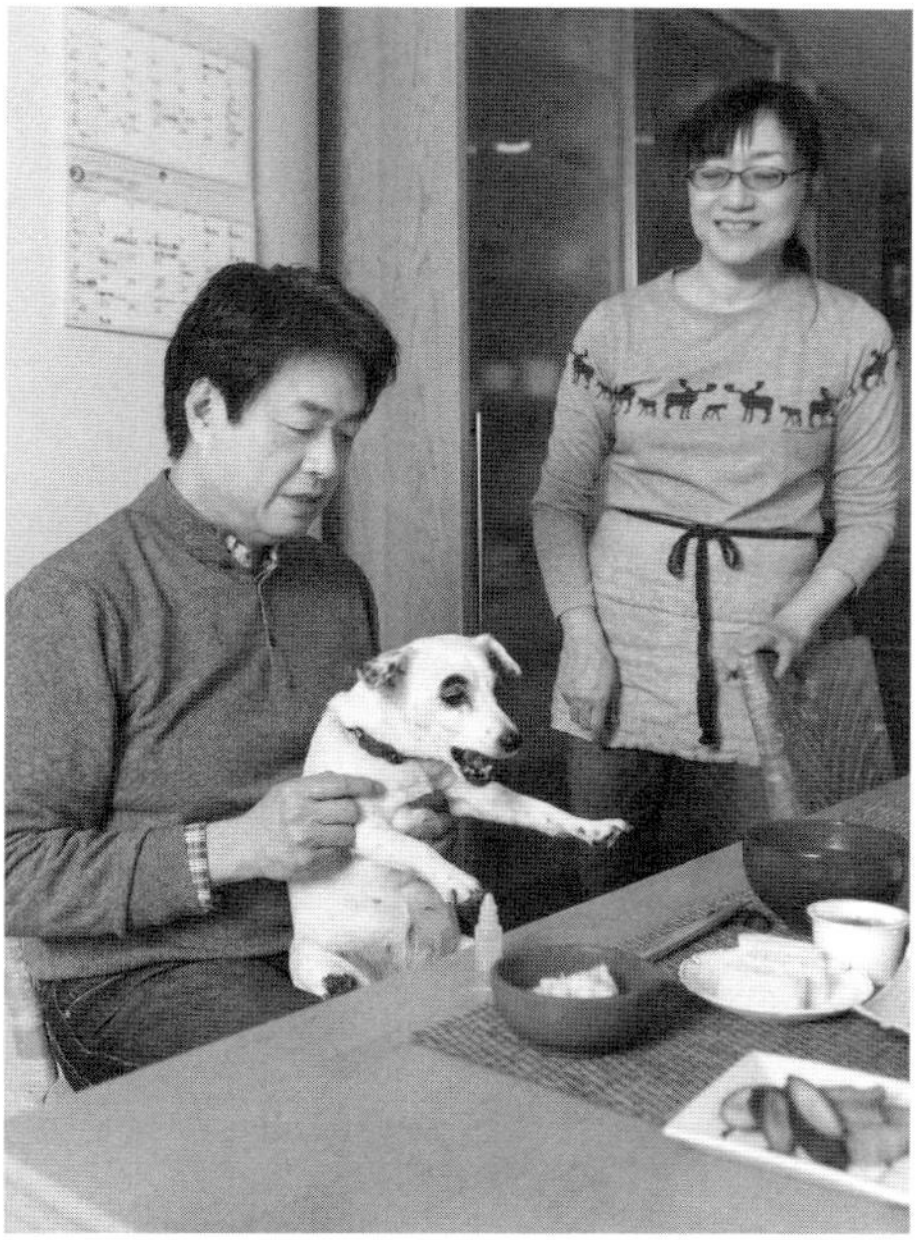

したことも何度かあった。

しかし、ある時期から、ケンカをするエネルギーは相当なもので、腹もたつし、人相もすこぶる悪くなることが判明。

私は、まちがったことが大きらい。悪は徹底的に追及し、相手をしめあげるタイプなので、人とぶつかることが多く、誤解も受けやすい。夫と真正面からぶつかり続けてきたことに気づいた私は、おおいに反省して、途中から方向転換。いつもニコニコ、口答えしないことを心がけている。

私は、自分の下着は自分で買うことが信条だ。夫に何事も頼りきる暮らしをよしとしない。少しでも個人として独立をしている方が心地よいと思うからだ。

夫は対外的な仕事のときは高級ブランドのスーツを身につけ、プライベートでもきちんとしたファッションが多い。ところが私は、洋服を定価で買うことはまずないし、フリーマーケットや古着も大好き。というより、20年仕事を続けていても、服やバッグにぜいたくできるほど稼いではいないというのが実情。財布に1000円もない日もある。夫は、「よくそんなお金で買物に行けるね」とあきれるが、私は全く平気だ。

だって、お金で買えないものを私はたくさんもっている。いろいろなところで、いろいろな人から、お金に換算できない経験をたくさんさせてもらったから、今があると思っている。

だから、この先もお金があろうがなかろうが、私の進む道はブレることは決してないと思う。もちろん、お金というものは、あってもじゃまになるものではないけれど、価値観を「お金」に求めることが、今の世の中の全ての歯車を狂わせてしまったのではないだろうか。もう、そろそろ、そんな価値観から脱しなければ何も変わらない。

そして夫婦といえど、死別や離婚などいつなんどき、どうなるかもわからない。だから、もし、ひとりになったときでも、サバイバルできるよう、社会とつながり、自分のネットワークをもっていくことがとても大切だと思う。

いい仲間をもつことは、お金に換算できないプライスレス、そして貨幣価値が下がることのない、金ののべ棒以上の預金ではないだろうか。

料理は「おいしい」がいちばん

「料理家」をなのろう

私は今まで、肩書きを気にすることはあまりなかった。雑誌によっては、フードディレクターと紹介されたり、料理スクール主宰とか、料理研究家、たまに代表取締役など。さまざまに表現されても、とくにこだわってはいなかったし、何と呼ばれても気にしなかった。

しかし、最近、「肩書き」を統一している。

きっかけは、ある雑誌で、「料理研究家」と「料理家」の違いは何ですか？　という質問を受けたことだ。この2つはどこがちがうんだろうか。2つとも、少なくとも資格や届出が必要なものではない。つまり「言ったもの勝ち」。たくさんの料理本やウエブサイトがある。

「料理研究家」というひびきには、あくまでも「研究中」というアマチュアなイメージがある。つまり、自称・料理研究家でいいのです。

でも「料理家」というのは、プロの職業であり、料理を生業にしている人。たとえば、カメラマンと「写真家」では違うイメージがあるように、だれもがその道の「大家」をめざしているのだと思う。

そこで私は、あえて「料理家」となのることを決めた。というと、えらそうに聞こえるかもしれないが、それはちょっとニュアンスが違う。「料理家」となのるかぎりは、食の世界に名を残し、後世に伝えるだけのスキルと学識をもっていることが、私の中での「料理家」としての役どころなのだ。「料理家」をなのることで、強いプレッシャーを自分に課し、料理や食の研究を惜しむことなく続けていこうという、私なりの覚悟なのだ。

自分はどう呼ばれたいのか？　みなさんも一度じっくり考えてみてはどうでしょう？

「食」の基本は3つ

私の経営する会社は、「タカコ・ナカムラＯＥＣ」という奇妙な名前の法人だ。この名前も吉田真由美さん（第2章参照）にアドバイスしていただいて、つけたもの。

ＯＥＣとは、

O＝Orgnic
E＝Ecology
C＝Convinent
の略として表記している。もちろん、「おいしい」にもかけている。
つまり、食は「Oraganic」が基本。ただし、「有機認証食品」という意味では決してなく、食のもっとも大切な基本は、有機的なつながりをもっていること、循環していること。この2つの条件を満たしていなければ、有機野菜、有機食品とは呼ぶことはできないと思っている。
「Ecology」は、自然環境、自然の生態系を大切にする「エコ」のこと。ここでも「循環」するもの、「持続可能」なものこそがエコ素材。環境によいものかどうかが問われる。何かの素材をリサイクルしてつくった、高価なバッグやシャツを見かけることがあるが、それがはたして「エコ」なんだろうかと疑問に思うことがある。原発が安全であることがどれだけ証明されても、使用済みの核燃料の処分がされてなく、出口のない核廃棄物であるからには、エコロジーとはほど遠いと思う。
「Convinet」は、便利と訳される場合が多いが、実は、「快適」という意味もある。オーガニック食品やエコグッズを使うことが特別なことではなく、便利で、かつ快適であることこそが重要なのだ。
私は、この3つの条件が満たされているものを、「OEC・おいしい」と表現している。

２０１１年に塩麹や50℃洗いが話題を集めたことがきっかけとなって、タカコ・ナカムラが少しずつメディアから注目されるようになった。

でも、テレビや雑誌の取材をどれほど受けても、心が満たされることはなかった。

なぜかというと、私にとってのゴールは、ホールフードの考えが広がっていくこと。食の大切さを、ひとりでも多くの人に伝えること。スクールの基礎コースに、受講希望者の行列ができることを夢みて。

エステ、行く？

ジム、行く？

いや「ホールフードでいこう」でしょ～。

ホールフードが日本のスタンダードになる日まで、私は走り続けたい。

「ちゃんと」――あとがきにかえて

2003年。人生の夢、表参道でのカフェ！の夢が実現しました。2年後の2005年に、『ホールフードでいこう』という1冊のエッセイとして出版させていただきました。ふりかえると、あのころは、タカコ・ナカムラ全盛期の一瞬であったのかもしれません。2006年、住み慣れた古巣を去り、ひとり小さな船で大海に出た私。

あれからいろいろなことがありました。信頼している人との別れや、拠点をもてないホームレス時代――、そして震災と新スタジオのオープン、まさしく激動の7年間でした。

でも、ふとふりかえると、どの試練も今あるための序章、人生の修業であったと思うのです。

近年のタカコ・ナカムラは、前作のときの「私」ではないから、「タカコさん、そろそろ書き換えましょうよ」と出版元の横山編集長より3年前から声をかけていただいておりました。

でもどうしても書き換える気持ちにはなれませんでした。少しでもあの頃より進化したタカコ・ナカムラやホールフードでなければ、出版する意味がないから、この2年余り、改訂版を出せる日のために頑張ってきたのかもしれません。

2013年になり、ようやく、少しみなさんに今のタカコ・ナカムラを伝える気持になってきました。

私は、ふだん、「ちゃんと」という言葉をよく使うそうです。
ちゃんと食べなさい
ちゃんとかたづけよう
ときどき、ちゃんとせ〜〜つ〜〜の、と怒ったり……

実は、「ちゃんと」という響きが好きなのですね。
ホールフードは、ちゃんとの集まりです。
ちゃんと食を考える
ちゃんと農業や漁業を考える
ちゃんとエネルギーや環境のことを考える
そして、ちゃんと生きる

「ちゃんと」とは、キッチリ、まっとうに、模範的に…という意味ではありません。東日本大震災が発生し、原発が事故を起こした2011年3月11日から、日本は変わっていきました。政治や人任せだったことを、一人ひとりが「ちゃんと」考えていかなければならないのです。

ホールフードをちゃんと考えてみませんか？

最後に、ありふれた表現ではありますが、自然食ガールだった若き、青き、タカコ・ナカムラを育て、指導してくださった多くの生産者のみなさま、いつも温かく迎えてくれる仲間たち、ひと足先に天国に旅立たった愛しい生徒たち、先輩のみなさんに、あらためて感謝の気持ちを伝えたいと思います。

ようやく、ちゃんと、『ホールフードでいこう』改訂新著を出せるときがきました。

これからも、ずっと、一緒に、ホールフードでいこう。

２０１３年　桜満開の東京にて

タカコ・ナカムラ

【お問い合わせ】

ホールフード協会

〒 145-0064 東京都大田区上池台 2-31-11

モダンフォルム上池台 2F

TEL：03-6421-9027

受付時間：10：00 ～ 17：00（日曜定休）

　ホームページ　http://wholefoodschool.com/

　メール　　　marugoto@whole-food.jp

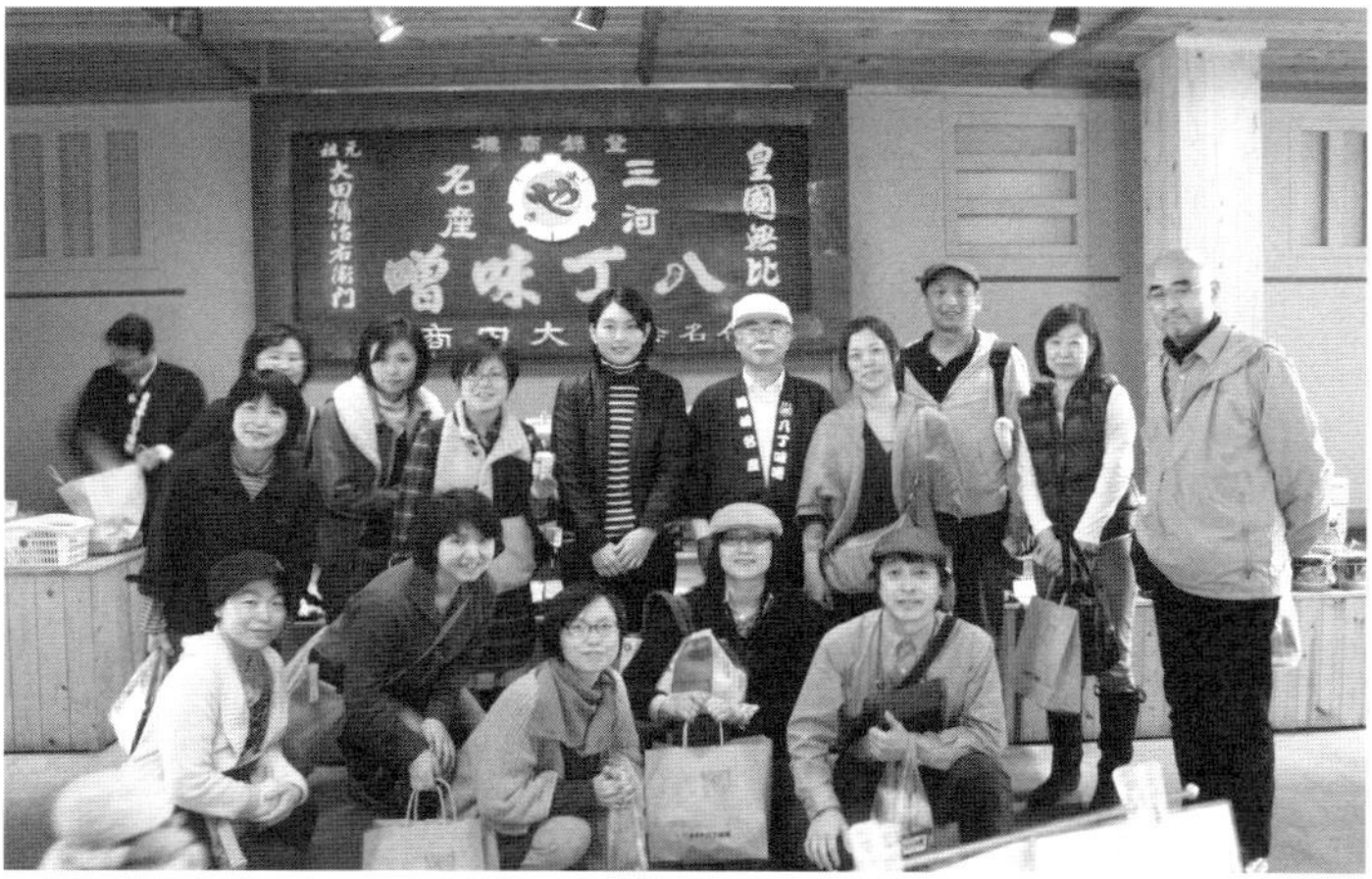

生産者訪問（ホールフード協会提供）

【ホールフード協会紹介】

一般社団法人・ホールフード協会は、「ホールフードなライフスタイル」を普及させることを目的として設立した団体。食やライフスタイルにかかわるメーカーや生産者と情報を共有しながら、次の世代へ安全な食と豊かな自然を残すための活動を行っています。

［主な活動］

●資格認定

協会認定校である「ホールフードスクール」で一定のカリキュラムを修了した受講者に、資格試験を経てホールフード認定証を発行。資格取得者がコンサルティングや料理教室などを行える、環境づくりのお手伝いをします。通信講座「野菜コーディネーター」「醸しにすと」（がくぶん社）認定。

●情報公開

消費者が食品や日用品を安心して使用できるように、メーカーや生産者に働きかけて、製造方法やトレーサビリティの公開をうながします。

●セミナー・勉強会の開催

主に消費者の方に対して、メーカーや生産者の正しい情報を伝えるべく、セミナーと勉強会を開催します。

●体験の場を提供

エコツアーやオーガニックツアーなどを開催し、生産者と消費者の関係を強化します。

●会員同士の学びの場を提供

法人会員同士のパートナーシップを推進し、販路拡大やコラボレーション企画などにつながる場を提供します。

【タカコ・ナカムラ ホールフードスクール福岡校の案内】

福岡校では、定期的にホールフード基礎コース、応用コース、各種 1 day 講座を開催しています。(＊くわしい内容は HP にて随時アップ)

会場：西部ガスショールーム

お問い合わせ・講座のお申し込みは、スクール東京事務局まで。

TEL：03-3729-1077　E-mail：wfsinfo@wholefoodschool.com

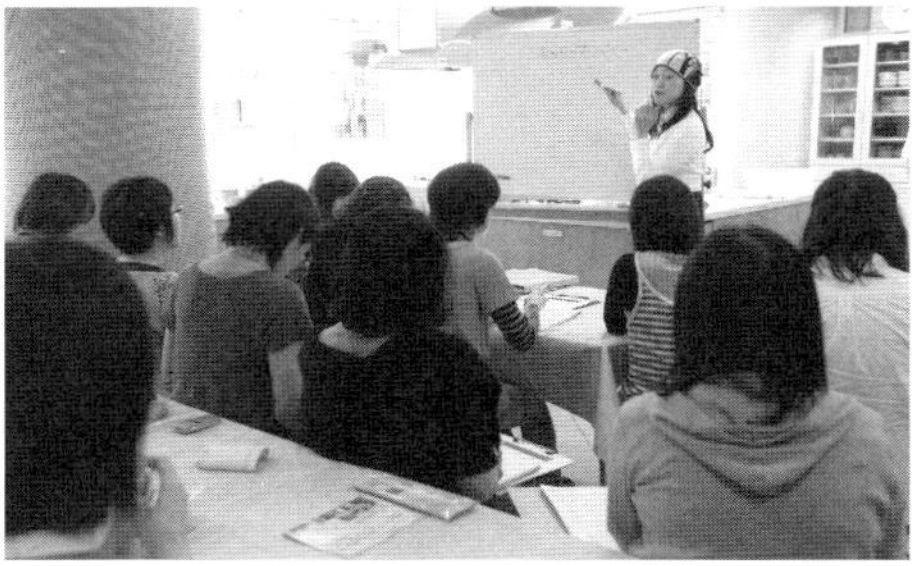

【TOS CAFE のご案内】

ていねいにとった出汁や野菜をふんだんに使って、食材をまるごと食べることをテーマに、タカコ・ナカムラがプロデュース。“スープ” をメインにしたメニューとして、「だし麹ごはん」「豆乳クリームご飯」「煮込まないスープカレー」など。酵素や栄養素を効果的にとるレシピを提供しています。“Touch of Soup” の頭文字から、「TOS（トス） CAFE」と名づけました。

〒 812-0018 福岡市博多区住吉 1-2-82

キャナルシティ博多グランドビル B1F　Tel：092-283-5667

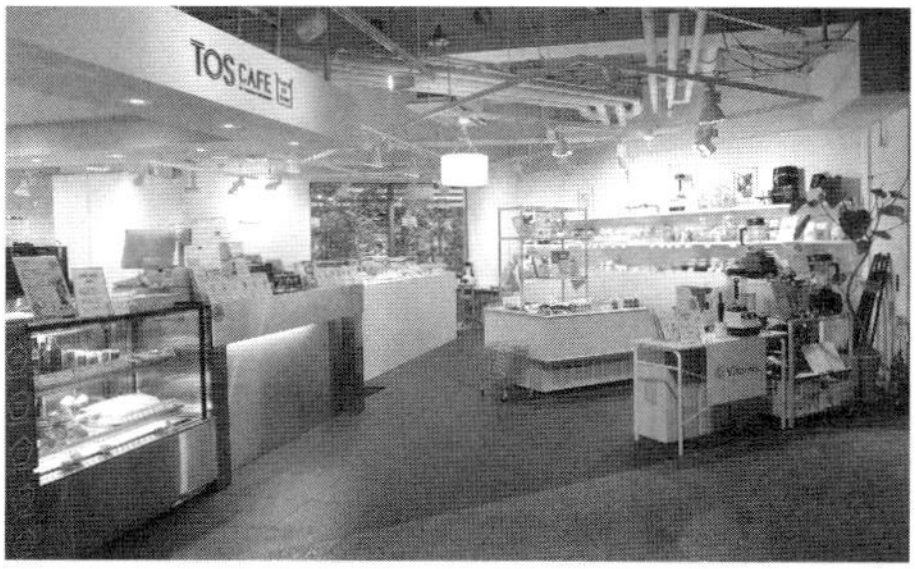

●平山一政／ 50℃洗い・低温スチーミング講座

スチーミング調理技術研究会代表。専門の蒸気利用技術の視点から、調理における加熱に関心をもち、100℃以下の低温で蒸す調理法「低温スチーミ ング」を開発。全国各地でも、低温スチーミング、50℃洗いの講座を開いている。『低温スチーミング入門』『50℃洗い 人も野菜も若返る』『70℃蒸しで体が変わる』など著書多数。

【お問い合わせ・講座のお申し込み先】

タカコ・ナカムラ ホールフードスクール事務局

〒 145-0064 東京都大田区上池台 2-31-11

モダンフォルム上池台 2F

TEL：03-3729-1077

受付時間：10：00 ～ 17：00（日曜定休）

ホームページ　http://wholefoodschool.com/

メール　　wfsinfo@wholefoodschool.com

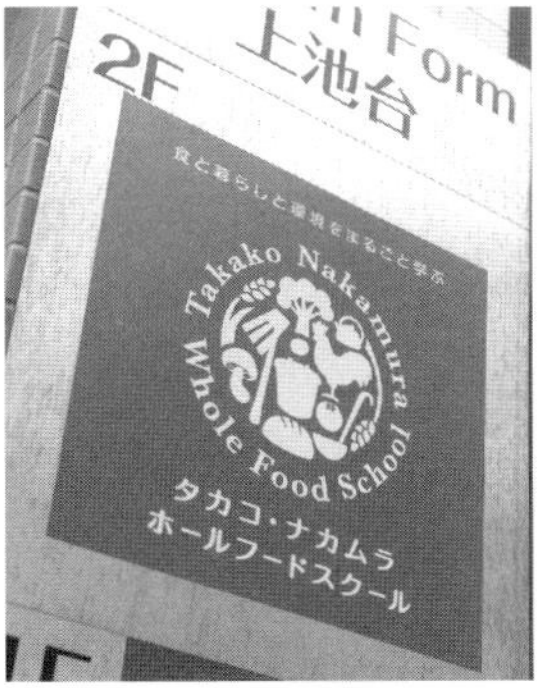

【アクセス】

東急池上線　洗足池から徒歩 1 分

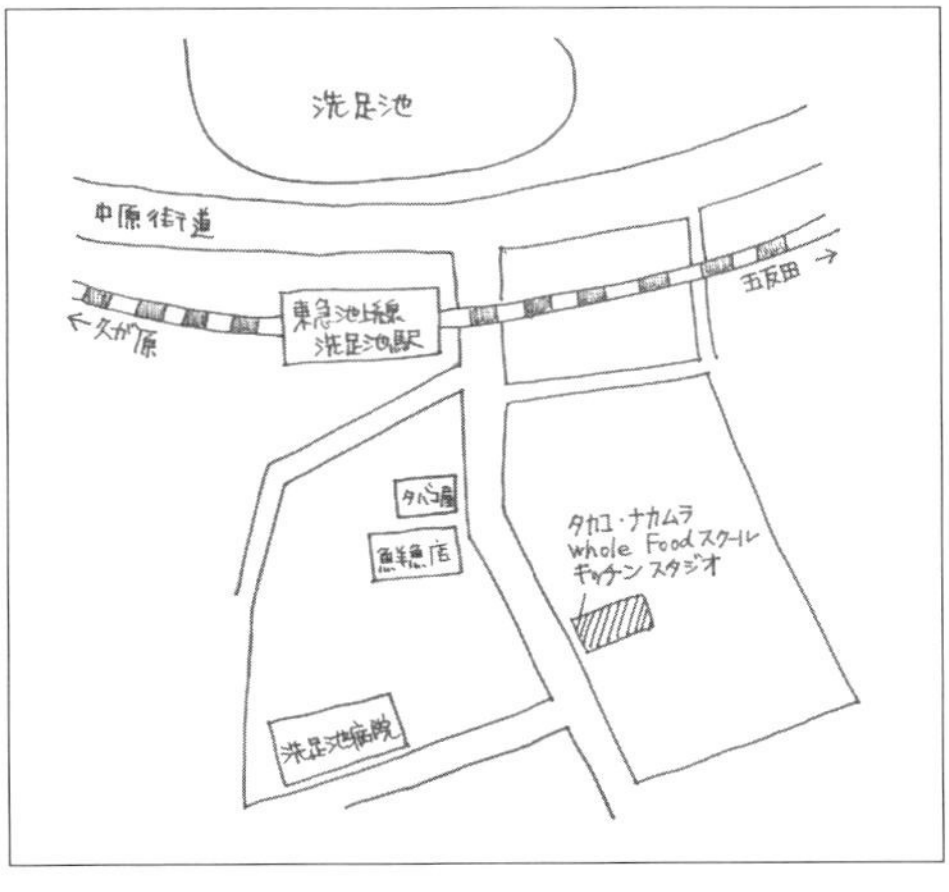

●天内浩之／応用コース

日本大学農獣医学部を卒業後、畑や牧場に関係のある仕事を求めて「大地を守る会」入社。現在、エフティピーエス㈱にて生産団体、販売会社のコンサルティングを手がけつつ、農林水産省登録のオーガニック検査員として全国の有機農場を回り続けている。

●曳地義治・トシ／応用コース

トシさんとハルさんの愛称で、農薬を使わない病害虫対策を実践する植木屋「ひきちガーデンサービス」を経営。2005年NPO法人「日本オーガニックガーデン協会」を設立し、庭からの環境保護を提案。『虫といっしょに庭づくり』『雑草と楽しむ庭づくり』など著書多数。

●水野葉子／マスターコース

日本初のIOIA公認オーガニック検査員資格取得。日本オーガニック検査員協会JOIAの初代理事長、トレーサビリティ認証会社㈲リーファース代表。オーガニック検査の技術指導と同時に、オーガニック食品の普及に力を注いでいる。

●本村哲朗／マスターコース

日本酒学講師・焼酎アドバイザー。京都でフードアナリストや食養士として活動のかたわら、複数の飲食店を経営し、ラジオや雑誌連載などでも発酵醸造のスペシャリストとして活躍中。和酒の達人。

●日髙良実／マスターコース

アクアパッツア総料理長。日本におけるイタリア料理の第一人者。NHK「きょうの料理」をはじめ、テレビ、雑誌で活躍中。旬の素材を生かしたスローフードな野菜料理には定評がある。毎年、イタリアへシェフと訪ねるスローフードツアーを開催。私生活では、タカコ・ナカムラのよきパートナーでもある。

●宮下洋子／インテグレートマクロビオティック講座

まほろば自然農園代表。(P152参照)

【ホールフードスクールの講師陣】

● Tomoko（一鍬田朋子）／基礎・応用コース

ニューヨークのナチュラルグルメ・クッカリースクールでベジタリアン料理を学び、帰国後、タカコ・ナカムラに師事。ワールドワイドでセンスあふれる野菜料理には定評がある。旬の野菜をユニークに使う「ベジダイニング」料理講座も開催中。

●片岡愛／基礎コース

2006年にホールフードスクール入学。翌年、同スクールマスタークラス修了。アシスタントを経て、2010年よりスウィーツ講座を担当。子どものころからお菓子づくりが好きで、お菓子づくり歴20余年。

●天笠啓祐／応用コース

ジャーナリスト、市民バイオテクノロジー情報室代表、遺伝子組み換え食品いらない！　キャンペーン代表。立教大学講師。『遺伝子組み換え食品』『生物多様性と食・農』『放射能と食品汚染』など著書多数。玄米食歴30年という手づくり玄米弁当派。

●稲津教久／応用コース

薬剤師・薬学博士。帝京平成看護短期大学教授。米国生殖生理学会評議員などを務める。環境中の有害化学物質や生体内で作用する薬物が人体に引き起こす「継世代毒性」を憂慮し、研究を続ける。『経皮毒』『臨床薬物治療学』『医薬品トキシコロジー』など著書多数。

●佐光紀子／応用コース

翻訳家、ナチュラルライフ研究家。『ナチュラル・クリーニング』の出版を機に、重曹や酢を使った手にも環境にも優しいクリーニング方法を提案。文字通りのナチュラルクリーニング第一人者である。『ナチュラルに暮らす70の方法』『らくちん天然そうじ術』『脱電生活 電気を使わず楽しく暮らそ』など著者多数。

●かんぶつ料理講座

かんぶつ(乾物)は、日本の伝統的な保存食です。保存性に優れているだけではなく、現代人に不足しがちな食物繊維やミネラルを多く含んでいます。また、凝縮した旨みや、乾燥したことで加わる風味は、私たち日本人の食文化に深く根ざしています。最近では、その栄養性・機能性・味などが海外でも注目されるようになりました。しかし、もどし方や使い方となると、意外に知られていないのではないでしょうか。講座では、季節ごとのメニューを通して、乾物の上手な扱い、料理法を学びます。

●ハーブ＆スパイス料理入門

古くから人々に愛され続けてきたハーブは、料理だけでなく、ドリンクやアロマ、染色などさまざまに使われています。毎日の生活に気軽に取り入れて、その魅力を楽しんでみませんか？　季節ごとのハーブや和のハーブを使った料理や、ハーブのある暮らしを提案します。

●発酵食を学ぶ講座／手前味噌講座

手づくり保存食が見直されています。味噌は、手軽にできる発酵食品のひとつです。スクールでおなじみの、塩麹や甘酒の材料・米麹の製造元である、山形・すずき味噌店五代目、鈴木徳則さんをお招きしての手前味噌講座は、毎年大好評。手前味噌づくりのポイント、大豆の煮方、発酵のメカニズムや味噌づくりのポイントをわかりやすく、ていねいに教えていただきます。

【宮下洋子のインテグレートマクロビオティック講座】

マクロビオティックの創始者、桜沢如一氏に直接指導を受けた最後の愛弟子である宮下洋子さんは、北海道札幌市で自然食品「まほろば」を30余年経営。

従来の健康法をベースにしながら、最新の栄養学をとり入れて確立した21世紀の健康法を「インテグレートマクロビオティック」として提案します。

「Basic 1」講座では、糖と油のとり方について学びます。また、「肉や魚は食べない方がよいの？」「砂糖は陰性なの？」など、さまざまな疑問にも答えます。

【1day講座】

どなたでも受講できる単発の講座です。

50°C洗い、低温スチーミング、手前味噌、甘酒スイーツなどの講座を随時開講。講師には、食や環境など、ホールフードのエキスパートをむかえます。

開講の日時、参加費等は、スクールのホームページをご覧ください。

●ベジブロス講座～まるごといただきます

「ベジブロス」とは､皮や根っこなどの「野菜の調理くず」からとる野菜の出汁（＝ブロス）のこと。

今までは捨てられていた、野菜の皮や根っこにこそ、老化や病気を防いでくれるフィトケミカルやミネラルがたくさん含まれているのです。これらの栄養素が溶け出したベジブロスは、出汁としてさまざまな料理に利用できるのはもちろんのこと、とてもおいしい料理に仕上がります。

いのちをまるごといただく「ホールフード」の原点ともいえるのが、このベジブロス。講座では、上手なベジブロスのとり方と活用レシピをご紹介いたします。

●低温スチーミング入門講座

「低温スチーミング」は90度以下で蒸す、画期的な調理法。「素材のうま味や栄養分がUP」「保存性を高める」「後の調理時間を大幅に短縮」などの利点があります。特別な道具は必要ありません。家庭にある鍋・餅焼き用の網・ボウル・温度計で低温スチーミングする方法を体験してみませんか？従来の蒸し料理の概念が大きく変わることでしょう。

野菜やお肉を50℃のお湯で洗う「50℃洗い」。

ちぢれていた野菜がシャッキリし、鮮度がよみがえります。魚や肉は、アクや酸化した油がおどろくほど落ちて、食感がよくなり、くさみがとれるだけではなく、保存性も向上します。

話題の新調理法「低温スチーミング」と「50℃洗い」が1回でわかる入門講座です。

	受講期間	受講料金	認定試験
基礎コース	○全5回／月1回コース・5ヶ月で修了 [＊AM・料理実習/PM・講義、1日2レッスン受講] ○全10回／全10回（不定期開催）コース・3ヶ月で修了 （＊料理実習または講義を1レッスンずつ受講） ○半期集中講座（不定期開催）	62,000円（材料費・テキスト代10,000円込み） ホールフード協会年会費6,300円	ジュニアマスター試験（別途3,150円）
応用コース	○全5回／月1回コース・5ヶ月で修了 [＊AM・料理実習/PM・講義、1日2レッスン受講]	72,000円（材料費・テキスト代10,000円込み）	シニアマスター試験（別途3,150円）
マスターコース	○全6回／月1回コース・6ヶ月で修了 [＊AM・料理実習/PM・講義、1日2レッスン受講（料理5回・講義5回・料理作品発表1回]	92,000円（材料費・テキスト代10,000円込み）	ホールフードマスター試験（別途3,150円）

＊別途、ホールフード協会年会費初年度6,300円（更新3,150円）

＊2013.3月現在　＊学生割引制度あり

【ホールフードコース受講案内】

科目	内容	実習	講座
基礎コース	「料理と暮らしに役立つ生活術」 玄米の炊き方や出汁の取り方、無水調理などの料理とタカコ・ナカムラによる講義	①玄米の炊き方	ホールフード概論
		②無水調理	調理器具の選び方
		③ブレイズ	添加物の避け方
		④重ね煮の方法など	基本調味料の選び方
		⑤基本調味料の使い方	基本調味料の選び方
応用コース	「健康で快適な暮らし方」 食のみならず、より健康で快適にすごすライフスタイルのための知識を学ぶコース 専門知識を持つ特別講師による講義	①玄米・雑穀のアレンジ料理	経皮毒
		②乾物の使い方	ナチュラルクリーニング
		③豆を使った料理	野菜の選び方、有機認証について
		④食べ物を使って手当て	手当て法
		⑤豆腐・soy 料理	環境問題と健康
マスターコース	「食と暮らしの専門知識」 基礎・応用を修了した方が、より専門的な知識を身につけられるコース	①便利な調味料の作り方	牛肉と牛乳、卵のトレーサビリティ 肉の有機認証について
		②プロに学ぶ魚のさばき方・魚料理	外部講師によるスペシャル講座
		③発酵食の料理	日本酒・焼酎・ワイン・ビールの製法 発酵食を学ぶ
		④プロに学ぶ肉料理	歳時記と行事食
		⑤季節のおもてなし	オーガニックガーデン
		⑥クッキング発表会	
講師養成コース (2013 年スタート)	「講師の資格取得」 ホールフードスクールの基礎コースを指導するための資格を取得するためのコース 卒業後は協会認定校でのスクールを担当 パートナーシップを締結すると、自宅などでサロンを開くことも可能		

【ホールフードコース】

これだけは知っておきたい料理方法や、食と暮らしの安全についての知識を習得できるコースです。基礎コース、応用コース、マスターコースと修了段階を踏みながらステップアップできます。

1クラス20名までの少人数制。野菜や米、乾物、調味料など、調理実習の食材は、安全で、日本を代表する生産者がつくったものを選んでいます。調理器具は、素材をもっともおいしく料理できる、ステンレス多層鍋やフライパンを使います。受講生のみなさんに実習してもらい、みんなで楽しく試食をします。

●ホールフード基礎コース

料理と、暮らしにすぐに役に立つオーガニックな生活術を同時に学ぶことができます。添加物のさけ方、調味料の選び方など、料理と同じくらい、健康維持に必要な知識を取得できます。

調理実習では、「無水料理」「重ね煮」「ブレイズ」など、素材の栄養を最大限に引き出す、基本的なオーガニックでヘルシーな料理方法を学びます。

●ホールフード応用コース

「健康で快適な暮らし方」をテーマに、電磁波や経皮毒、ナチュラルクリーニング、おいしい野菜の見分け方など健康で安全な暮らし方を学びます。料理は、「素材」をテーマに、それぞれの素材の特性や使い方を学びます。

●ホールフード マスターコース

食と暮らしと環境をより深くトータルに学ぶためのファイナルコースです。プロの料理人や各界のスペシャリストから直接学ぶことができます。

●ホールフード講師養成コース

コースを修了するとスクールとパートナーシップを結ぶことができます。講師として活動したり、ホールフード協会認定校を開くことも可能です。

【タカコ・ナカムラ　ホールフードスクール】のご案内

ホールフードな暮らしをはじめませんか？

〈食も森も海も全部つながっています〉

ホールフードはもともと皮も根っこも、まるごと食べる「全体食」から生まれた言葉です。そこからタカコ・ナカムラがグローバルな視点でとらえなおして、食と暮らし、農業、さらに地球環境まで、まるごととらえて考えることを「ホールフード」と呼ぶようになりました。

たとえば、おいしい水を手に入れるためには、海や川を汚さないこと、そのためには台所や洗濯で合成洗剤を使わないこと……、こんなふうに食卓と暮らし、川、そして環境、地球がみんなつながっているのです。

さあ、みんなでホールフードな暮らしをしてみませんか。

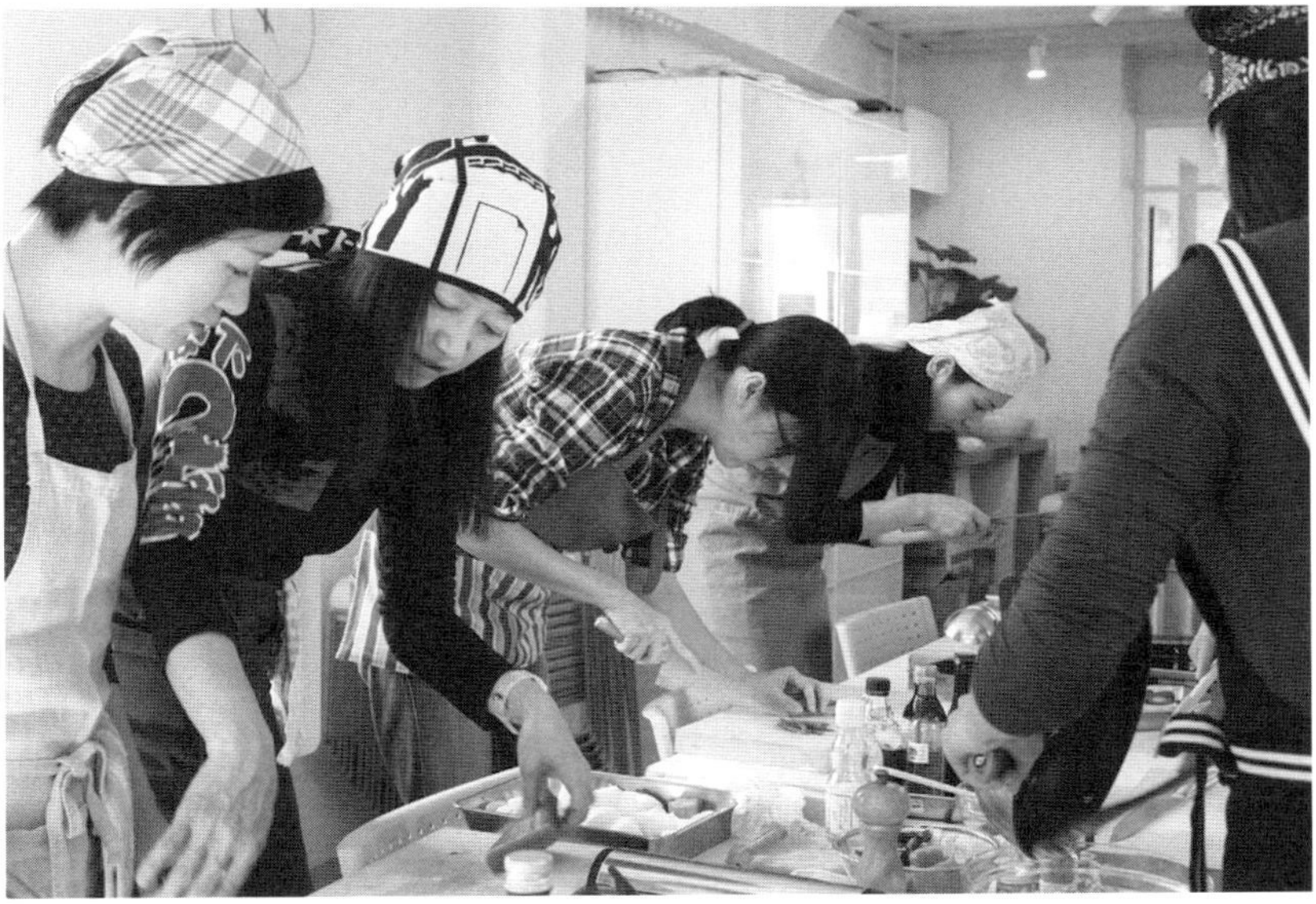

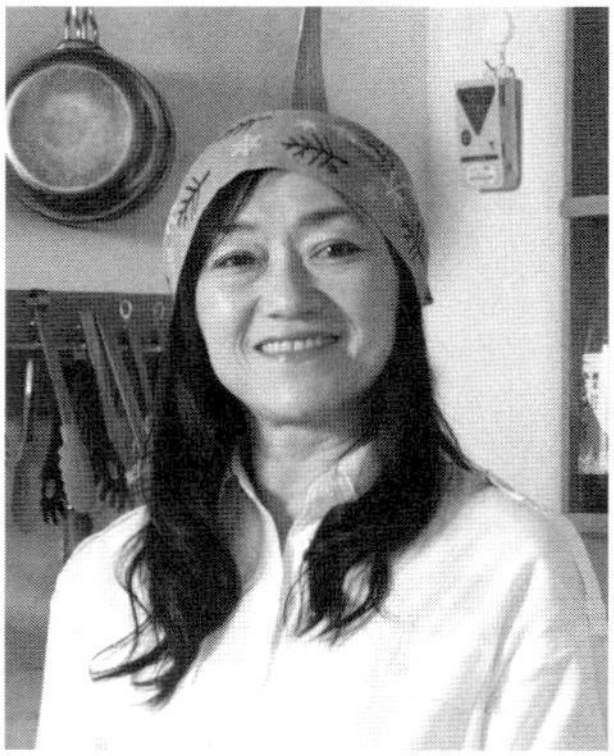

著者プロフィール

【タカコ・ナカムラ】

山口県出身。京都産業大学経営学部卒業後、上京。
日本CI協会リマ・クッキングで桜沢里真にマクロビオティック料理を師事。渡米。全米を遊学後、Whole Food の概念に出会う。
1989 年、安全な素材を使ったお菓子工房、ブラウンライスを創業。
2003 年、東京・表参道にて「Brown Rice Cáfe」メニュープロデュース。
2004 年、同社でホールフードスクールを開校。
2006 年、7 月独立後、食と健康と環境、オーガニックをトータルに学ぶ「タカコ・ナカムラ ホールフードスクール」を開校。
2008 年、「タカコ・ナカムラ ホールフードスクール福岡校」開校。同年、食と環境の啓蒙活動団体「一般社団法人ホールフード協会」設立。
2011 年、大田区洗足池に「タカコ・ナカムラ ホールフードスクール」本校を開校。
家族は、イタリア料理の名店アクア・パッツアオーナーシェフ日高良実氏、大学生の息子、愛犬・ティナ。

〈著書〉
『タカコ・ナカムラの WholeFood でいこう』自然食通信社
『まるごといただきます――ホールフードのすすめ』(共著) 西日本新聞社
『塩麹と甘酒のおいしいレシピ』農文協
『低温スチーミング入門』自然食通信社
『50℃洗い 驚異の調理法とおいしいレシピ』実業之日本社
『麹スウィーツ』マイナビ
『「醸しにすと」タカコ・ナカムラの発酵食』徳間書店　　等

新版

タカコ・ナカムラの

ホール《Whole》フード《Food》でいこう

2013年4月20日　初版第1刷　発行

著　者　タカコ・ナカムラ

編　集　八田尚子

発行者　横山豊子

発行所　有限会社自然食通信社

〒113-0033 東京都文京区本郷 2-12-9-202
TEL. 03-3816-3857
FAX. 03-3816-3879
http://www.amarans.net
E-mail：info@amarans.net
郵便振替口座：00150-3-78026

組　版　有限会社秋耕社
印　刷　吉原印刷株式会社
製　本　株式会社越後堂製本

ISBN978-4-916110-44-2